Österreichische Gesellschaft für Psychoonkologie (Hrsg.)

Jahrbuch der Psychoonkologie 1993

Springer-Verlag Wien New York

Österreichische Gesellschaft
für Psychoonkologie
Berggasse 20/25
A-1090 Wien

Gedruckt mit Unterstützung des
Bundesministeriums für Wissenschaft und Forschung.

Dieses Jahrbuch 1993 der Gesellschaft für Psychoonkologie wurde vom Health Service der Firma Glaxo Pharmazeutika Ges.m.b.H. unterstützt. Es ist dem Pflegepersonal an den onkologisch tätigen Abteilungen der österreichischen Krankenhäuser gewidmet.

Die Wiedergabe von Gebrauchsnamen, Handelsnamen, Warenbezeichnungen usw. in diesem Buch berechtigt auch ohne besondere Kennzeichnung nicht zu der Annahme, daß solche Namen im Sinne der Warenzeichen- und Markenschutz-Gesetzgebung als frei zu betrachten wären und daher von jedermann benutzt werden dürften.

Gedruckt auf säurefreiem Papier

Mit 6 Abbildungen

ISBN-13: 978-3-211-82526-6   e-ISBN-13: 978-3-7091-9328-0
DOI: 10.1007/978-3-7091-9328-0

Vorwort

Der Erfolg des „Jahrbuches der Psychoonkologie 1992" – es mußte nachgedruckt werden – hat uns bestärkt, auch dieses Jahr wieder Beiträge zu publizieren, die möglichst das gesamte Spektrum der psychosozialen Krebsforschung repräsentieren: von der Verhaltensmedizin bis zur Psychoneuroimmunologie, von der in den Behandlungsalltag einer Klinik integrierten Betreuung im Sinne von Bewältigungshilfe, Unterstützung und Beratung, bis hin zur – durchaus auch kurativ gemeinten – Einzelpsychotherapie.

Wir meinen mit Simonton, dessen Vortrag in Bad Ischl 1992 hier abgedruckt ist, daß uns die psychoonkologische Forschung der letzten 20 Jahre Wissen in ausreichendem Maße zur Verfügung gestellt hat, um es in der Behandlung Krebskranker umzusetzen und vor allem in den onkologischen Alltag zu integrieren.

Die Verhältnisse in Deutschland hatten diesbezüglich gegenüber den österreichischen immer einen deutlichen Vorsprung; umso erfreulicher ist es, daß in diesem Band auch von Erfahrungen mit psychoonkologischer Betreuung in einem Wiener Spital berichtet werden kann.

Deutlicher als im Jahrbuch 1992 haben wir wissenschaftliche von Beiträgen zur psychoonkologischen Weiterbildung unterschieden. Erstere werden von Angehörigen des Wissenschaftlichen Beirates, dem wir an dieser Stelle herzlich für die Mitarbeit danken, begutachtet, letztere werden von der Redaktion ausgewählt. In einem dritten Abschnitt werden ausgewählte Vorträge der jährlichen Tagung der Österreichischen Gesellschaft für Psychoonkologie in Bad Ischl abgedruckt.

Wien, im Oktober 1993   Die Redaktion

Inhaltsverzeichnis

Autorenverzeichnis

Bilek Hans Peter, Dr. med., Facharzt für Psychiatrie und Neurologie, Psychotherapeut, Obmann der Österreichischen Gesellschaft für Psychoonkologie, Wien

Birkmann Josef, Dr. med., Oberarzt, 5. Medizinische Klinik, Institut für Medizinische Onkologie und Hämatologie, Klinikum der Stadt Nürnberg

Büntig Wolf E., Dr. med., Arzt – Psychotherapie, Penzberg

Deibner H., Stams/Tirol

Frost Maike, Diplom-Soziologin, Abteilung für Medizinische Psychologie, Universitätskrankenhaus Hamburg-Eppendorf

Gatterer Gerald, Dr. phil., Klinischer Psychologe, Gesundheitspsychologe, Psychotherapeut, Leiter der Psychologisch-Psychotherapeutischen Ambulanz des Pflegeheimes Wien-Lainz

Hartmann Matthias, Dipl. Psychologe, Soziologe M.A., Psychotherapeut BDP, Münster bei Dieburg

Hellinger Bert A., Systemtherapeut, Ainring

Hübener Klaus-Henning, Prof. Dr. med. Dr. rer. physiol. Dipl.-Phys., Direktor der Abteilung für Strahlentherapie der Radiologischen Klinik, Universitätskrankenhaus Hamburg-Eppendorf

Kappauf Herbert, Dr. med., Oberarzt, 5. Medizinische Klinik, Institut für Medizinische Onkologie und Hämatologie, Klinikum der Stadt Nürnberg

Klusmann Dietrich, Dr., Diplom-Psychologe, Abteilung für Medizinische Psychologie, Universitätskrankenhaus Hamburg-Eppendorf

König Walter, Dr. med., Facharzt für Psychiatrie, Gestalttherapeut (ÖAGG), Lehrbeauftragter am FPI, Ausbildung in Gesprächstherapie (ÖGWG) und systemischer Familientherapie (ÖAGG), Wien

Langer Martin, Dr. med., Univ. Doz., Facharzt für Gynäkologie und Geburtshilfe, Oberarzt der I. Universitäts-Frauenklinik, systemischer Familientherapeut, Leiter der psychosomatischen Ambulanz der I. Universtitäts-Frauenklinik, Wien

Sandor-Imre Brigitte, Mag. phil., Klinische Psychologin, Gesundheitspsychologin, Psychotherapeutin, Psychologisch-Psychotherapeutische Ambulanz des Pflegeheimes Wien-Lainz

Schlömer Ute, Klinische Psychologin, Psychotherapeutin, Abteilung für Medizinische Psychologie, Universitätskrankenhaus Hamburg-Eppendorf

Schreiner-Frech Inge, Dr. med., Turnusärztin, Ausbildung zur systemischen Familientherapeutin, Psychosomatische Ambulanz der I. Universitäts-Frauenklinik, Wien

Simonton Carl O., Dr. med., Radiologe, Cancer Center USA, Pacific Palisades, California

Verres Rolf, Prof., Dr. med., Dipl.-Psych., Ärztlicher Direktor der Abteilung für Psychotherapie und Medizinische Psychologie, Psychosomatische Universitätsklinik Heidelberg

Wissenschaftlicher Teil

Psychoneuroimmunologie und ihre Bedeutung für die Krebsforschung

H. Kappauf und J. Birkmann

Die Schönheit einer Rose ist nicht zu vermitteln,
indem man ihre Blütenblätter präpariert.

Anthony de Mello (1989) Wer bringt das Pferd zum Fliegen?

Zusammenfassung

In dem Beitrag soll nicht der einem Handbuch [1] vorbehaltene Versuch unternommen werden, den aktuellen Kenntnisstand psychoneuroimmunologischer und immunoendokrinologischer Verknüpfungen zusammenzufassen. Vielmehr wird das junge Forschungsgebiet der Psychoneuroimmunologie (PNI) in seinem zeitgeschichtlichen Kontext beleuchtet. Umrissen wird die Bedeutung der PNI für die stets praxisrelevante Theorie- und Modellbildung von Gesundheit und Krankheit. Hilfreich für ein neues Verständnis sowohl herkömmlicher als auch innovativer onkologischer Behandlungsansätze erweist sich dabei eine semiotisch-systemische Betrachtungsweise. Diese richtet ihre Aufmerksamkeit hinsichtlich der Kommunikation verschiedener Integrationsebenen des menschlichen Organismus weniger auf die schlichte Korrelation von Zeichen, sondern vielmehr auf deren Bedeutungssprünge und Übersetzungskaskaden. Spontanremissionen von Krebserkrankungen bieten sich als klinische Modelle zur Erhellung solcher psychophysiologischer oder psychopathologischer Übersetzungskaskaden an.

Schlüsselwörter: Psychoneuroimmunologie, Psychoonkologie, Krebsforschung

Summary

This article cannot make up for a handbook's attempt to summarize the state of the art in the young multidisciplinary research field of psychoneuroimmunology (PNI). Instead PNI is elucidated before a historic and Zeitgeist background to demonstrate PNI's importance for medical paradigms, which always are reflected in therapeutic practice. A new understanding of conventional and innovative oncological therapies is faciliated by a semiotic-systemic model of health, disease and illness. This approach focuses on the study of signs in the communication between different levels of organisation of the human organism, emphasizing the signs' changes of meaning and translation steps rather than their mere correlations. Spontaneous remissions of malignancies are considered as a clinical model for elucidating those psycho-physiological and psycho-pathological translation steps, which could prove relevant for new treatment concepts in oncology and medicine in general.

Keywords: Psychoneuroimmunology, psychooncology, cancer research

Begriffsbildungen in der Medizin sind immer auch Ausdruck des Zeitgeistes

Genauso wie vor einem guten Jahrzehnt der Begriff Psychoonkologie findet seit wenigen Jahren der Begriff Psychoneuroimmunologie breite Resonanz auch außerhalb von wissenschaftlichen Fachzeitschriften. Psychoonkologie und Psychoneuroimmunologie werden hier deshalb nebeneinander gestellt, weil sich oft die gleichen Forscher damit beschäftigen und diese Begriffe mancherorts zu Unrecht nur „aktuell" ausgetauscht oder fast synonym verwendet werden. Von manchen Seiten werden sie, ergänzt durch einen dritten Begriff namens „Lebensqualität", unkritisch reduziert auf werbewirksame Marketingattribute für neue Medikamente oder Therapieansätze. Der Begriff Psychoonkologie hat zu einem Zeitpunkt breite Resonanz gefunden, als sich die Jahre vorher verkündete Überzeugung, Krebs als „letzte Geißel der Menschheit" sei bald zu besiegen, nicht als kühne Vision sondern als Illusion erwies, und der so bezeichnete „Krieg gegen den Krebs" [4] nach unbestreitbaren Teilerfolgen eher im „Stellungskampf" steckenblieb. Thematisiert wurde zunehmend der Preis des aggressiven therapeutischen Vorgehens, neu bewertet wurde die Lebensqualität während und nach der Therapie. Zudem wurde unübersehbar, daß selbst medizinisch mögliche Heilerfolge durch psychosoziale Gründe gefährdet wurden: Hingewiesen sei hier lediglich auf bekannte Complianceprobleme bei der Indikationstellung für Organtransplantationen und auf Patienten, die eine erfolgversprechende kurative Therapie verweigern oder abbrechen. Trotzdem hatte die Psychoonkologie von Anfang an in der wissenschaftlichen Medizin Identitätsprobleme. Oft war der Auftrag von seiten der klinischen Medizin unklar: Sollte die Psychoonkologie vorrangig durch „Streicheleinheiten" für zufriedene und manchmal auch gefügigere Patienten im Sinne einer besseren „Compliance" sorgen oder sollte sie primär wissenschaftliche Fragestellungen aufgreifen und sollten sich diese lediglich mit den Patienten beschäftigen oder auch mit Behandlungsstrukturen?

Psychoneuroimmunologie hat als Begriff wohl auch deshalb breite Resonanz gefunden, weil er für viele forschungsorientierte „Psychoonkologen" eine Identitätsstütze bietet. Psychologische, psychosomatische oder psychotherapeutische Wissenschaftler, die mit Flowzytometern, Tierversuchen und in biochemischen Labors arbeiten, können von der medizinischen Wissenschaft nicht auf zwar menschlich geschätzte „Schmuseärzte für Lebensqualität" reduziert werden, denen aber wissenschaftlich keine „harten" Daten zugetraut würden.

Die Psychoneuroimmunologie leistet aber trotz der häufig populistischen Vereinnahmung des Begriffes („PNI ist eigentlich die ganze Medizin und Psychologie zusammen") und jenseits ihrer Nebenbedeutung für die Identitätsfindung von manchen psychoonkologischen Forschern einen Beitrag für die Medizin und insbesonders auch für die Onkologie, dessen paradigmatische und praktische Relevanz noch nicht hinreichend beachtet wird. Die folgenden Ausführungen gehen auf drei Punkte ein:

1. Was ist PNI?
2. Was ist neu daran?
3. Wo liegt das Interesse der Onkologen?

Was ist Psychoneuroimmunologie?

PNI ist ein multidisziplinäres Forschungsgebiet, in dem sich Grundlagenforscher und Kliniker aus verschiedensten Wissenschaftsgebieten, von der Molekulargenetik, Anatomie, über Immunologie, Endokrinologie, Onkologie bis hin zur Neurologie, Psychiatrie und Psychotherapie mit bidirektionalen Beziehungen zwischen ZNS, endokrinen System, Immunsystem und äußerer sowie innerer Wahrnehmungswelt beschäftigen [5]. Der Begriff wurde 1964 von George Solomon als Psychoimmunologie geprägt, als er den Einfluß emotionaler Faktoren auf die Entstehung und den Verlauf von Autoimmunkrankheiten aufzeigte und andererseits bei psychiatrischen Erkrankungen Veränderungen von Immunparametern belegte [12]. 1975 demonstrierte Ader eine klassische Konditionierung einer Immunsuppression, und er erweiterte den Begriff zu Psychoneuroimmunologie [2].

Was ist neu an der PNI?

Neu ist hier die Erkenntnis einer bidirektionalen Interaktion: Einerseits wird das Immunsystem durch das ZNS und die endokrinen Regulationsorgane moduliert, andererseits ist aber das Immunsystem genauso auch ein mobiles endokrines System, das auf das ZNS einwirkt.

Neu ist auch die naturwissenschaftliche Beschäftigung mit dem Konstrukt Psyche. Die Autonomie des vegetativen Nervensystems war ja bereit Anfang dieses Jahrhunderts durch die klassischen Konditionierungsexperimente Pawlovs relativiert worden [10]. Zudem hatten am gleichen Institut bereits 1926 Metal'nikoff und Chorine [7] eine peritoneale Entzündungsreaktion konditioniert, also Aders Versuchansatz mit umgekehrten Vorzeichen vorweggenommen, indem sie die Konditionierbarkeit einer gesteigerten Immunantwort belegten. Pavlov hatte aber an seinem Institut untersagt, den Begriff Psyche zu verwenden. Er hielt sich an das vorherrschende Konzept, das psychische Aktivität nicht als eigenständig, sondern lediglich als Epiphänomen komplexer neurophysiologischer Vorgänge auffaßte. Nachdem Epiphänomene im gängigen Wissenschaftsverständnis keine selbständigen Wirkgrößen sind, konnte es in diesem Konzept auch keine Bidirektionalität zwischen psychischen Faktoren und physischen Abläufen geben. Das damalige Konzept vom lebenden Organismus entsprach einem komplexen Maschinenmodell, in der heutigen Terminologie dem Modell eines Automaten mit dem ZNS als Regler.

Heute können wir die Implikationen der PNI-Forschung deshalb für die Medizin anders nutzen, weil durch die Systemtheorie, die Kybernetik und die Informationstheorie – und hier besonders durch die Biosemiotik, der Lehre von Zeichenprozessen in lebenden Organismen – neue Modelle für den lebenden Körper möglich geworden sind [15, 17, 18].

Beispielhaft seien hier drei Punkte vorgestellt:

1. Gefühle sind nicht gleichbedeutend mit neurophysiologischen Prozessen. Gedanken und Bewußtsein sind nicht identisch mit biochemischen oder elektrophysiologischen Abläufen, da diese selbst Gegenstände unseres Denkens und Inhalte des Bewußtseins sind. Es handelt sich systemtheoretisch um unterschiedliche Integrationsebenen. Die Beziehung läßt sich beschreiben als Beziehung von System und Subsystem.

2. Die PNI-Forschung belegt, daß die einzelnen Körpersysteme nur selten linear hierarchisch geordnet sind. Beispielsweise ist das ZNS keineswegs hinsichtlich aller Funktionen das Suprasystem der anderen Organ-

systeme. Diese und das ZNS sind vielmehr miteinander „vernetzte" Subsysteme, die sowohl untereinander als auch mit dem System des Gesamtorganismus bidirektional kommunizieren und genauso mit dem wiederum übergeordneten Suprasystem der Außenwelt.

3. Dieser Informationsfluß geschieht durch unterschiedliche Zeichen: Rezeptorstrukturen oder Gen- und Aminosäuresequenzen auf der molekularbiologischen Ebene, Cytokine auf einer zellulären Ebene, Hormone auf der Ebene einer Kommunikation zwischen Organen, Sprache und Gestik auf der Ebene der interindividuellen Kommunikation. Bei der Kommunikation durch Zeichen handelt es sich nicht um ein lineares Muster von Reiz und Reaktion, sondern die Reaktion wird bestimmt durch die *Bedeutung* des Zeichens, die nur auf der gleichen Integrationsebene gültig ist, und keineswegs auf allen Ebenen eindeutig sein muß; an Sprachzeichen wird dies evident. Bei der Kommunikation von Systemen unterschiedlicher Integrationsebenen sind somit Übersetzungen nötig, es kommt zu Bedeutungssprüngen bei der Kommunikation von Subsystem und System oder Suprasystem.

Psychoneuroimmunologie darf nicht reduziert werden auf die alleinige Korrelation von Zeichen unterschiedlicher Integrationsebenen z.B. von Depressionssymptomen und Cortisolspiegeln oder Anzahl von CD4-positiven Lymphozyten, obwohl diese Untersuchungen wichtig sind. Vielmehr liegt die Bedeutung der PNI in der Untersuchung von Übersetzungskaskaden, die im gesunden und kranken Organismus in der Kommunikation zwischen Systemen, Subsystemen oder Suprasystemen auftreten.

Nicht zuletzt durch reduktionistische PNI-Forschung auf verschiedenen Integrationsebenen gelangen wir zu einem Modell des lebenden Organismus und somit zu einem Krankheitsmodell, das notwendigerweise reduktionistisch nur unvollständig beschrieben werden kann. Sobald die Einzelbeschreibungen zusammengeführt werden, ergibt sich eine übergeordnete Integrationsebene mit neuauftretenden – emergierenden – Qualitäten. Darauf hat Von Ehrenfels bereits vor über hundert Jahren mit seiner These hingewiesen, daß das Ganze mehr sei als die Summe seiner Teile. Um das Bild des romantischen Einleitungsaphorismus aufzugreifen, ist die Schönheit einer Rose eben eine emergierende Qualität, die sich noch nicht aus den möglichst objektiven Beschreibungen von Form, Struktur, Farbe und Geruch des Objektes ergibt, sondern erst als Qualität einer anderen Integrationsstufe, wenn sich der Beobachter mit seiner Subjektivität in die Beschreibungen miteinbezieht. Analoges gilt für morphologische oder immunologische Tumormerkmale eines Patienten und sein Krankheitsverhalten oder seine Krankheitssinngebung.

Physikalische und chemische Einflüsse, Emotionen, Objektverluste, Streß lassen sich in der systemisch-semiotischen Betrachtungsweise als Parameter gleicher Qualität – der eines *Zeichens* – erforschen, deren Zeichencharakter mit seinen Bedeutungssprüngen bei der Übersetzung in andere Organisationebenen evaluiert werden muß. Genauso lassen sich Therapieansätze, sowohl Medikamente als auch Interaktionen der Patienten mit ihrem Umfeld, semiotisch betrachten und beschreiben.

Klinische Therapiekonzepte gründen sich dann nicht allein auf einer Vorstellung von Krankheit im Sinne einer gestörten Homöostase, sondern diese können semiotisch als Ansätze zur Veränderung von Übersetzungsmustern aufgefaßt werden. Dies gilt sowohl für die herkömmliche Pharmakotherapie, z.B. die onkologische Chemotherapie, deren unbestrittene Wirkung durch „Zellgift"-Vorstellungen nicht hinreichend erklärt werden kann, und noch deutlicher für Behandlungsansätze mit sogenannten „Biologischen Response modifiers" (BRM) und Cytokinen. Auf einer übergeordneten Ebene gilt es auch für psychosoziale sowie psychotherapeutische Interventionsstudien bei Krebskranken [3, 14, 15].

Spontanremissionen von Krebserkrankungen als klinisches Modell für Bedeutungssprünge in psychophysiologischen Übersetzungskaskaden

Vor dem Hintergrund einer semiotischen Betrachtungsweise verdienen Patienten mit Spontanremissionen ihrer Malignomerkrankung eine besondere Aufmerksamkeit, da sie der klinischen PNI-Forschung ein Modell anbieten, das die Relevanz unterschiedlicher Übersetzungskaskaden verdeutlichen kann [6, 8, 9, 11, 16].

Eine eigene Kasuistik einer Spontanremission soll dies veranschaulichen:

Bei einem 60jährigen Mann, der wegen einer Knöchelfraktur stationär liegt, fallen bei einer routinemäßigen Röntgenuntersuchung beidseitige Lungenmetastasen auf. Drei Monate zuvor war ein Nierenkarzinom operativ entfernt worden. Retrospektiv finden sich damals schon kleine Lungenmetastasen. Der Patient ist hinsichtlich seiner Tumorerkrankung völlig symptomfrei. Beim Konsil bespricht der Onkologe mit ihm offen die Krankheitssituation, die bei nur langsamer Progredienz derzeit nicht bedrohlich sei. Da bei der Tumorart etablierte Therapieansätze wenig Erfolg versprechen, aber andererseits mit belastenden Nebenwirkungen verbunden waren, wird keine tumorspezifische Therapie, wohl aber eine Befundkontrolle in einigen Monaten vorgeschlagen. Dieses Vorgehen kommt dem Patienten sehr entgegen. „Ich möchte mein Haus bestellen", erklärt er, eine Zeit ohne Beschwerden sei ihm wichtig für seine Arbeit, jetzt, wo er wisse, daß sein Sohn seinen kleinen Betrieb fortführen möchte. Vier Monate später kommt der Patient zur Kontrolluntersuchung, die ihm während einer eben abgeschlossenen „Nachsorgekur" wegen progredienter Lungenmetastasierung dringend nahegelegt worden war. Der Patient fühlt sich aber unverändert beschwerdefrei, so daß weiter ein abwartendes Kontrollieren empfohlen wird. Schon beim Aufbrechen fragt der Patient resigniert, ob er wirklich die Berentung beantragen müsse, wie ihm von kurärztlicher Seite geraten worden sei? Der Onkologe fragt zurück: „Was hält Sie am Leben?" „Meine Arbeit!" Die gemeinsame Arbeit mit seinem Sohn in den letzten Monaten habe ihm viel bedeutet. Der Onkologe bemerkt daraufhin: „Nun, wenn ich leben möchte, dann würde ich nicht das aufgeben, was mich am Leben hält." Der Patient bricht in Tränen aus, verabschiedet sich sehr dankbar. Fünf Monate später kommt er erneut zu einer Kontrolle. Er habe weiterhin keine Beschwerden, nehme keinerlei Medikamente. Er sei voll beschäftigt, den kleinen väterlichen Steinmetzbetrieb wieder aufzubauen und habe „täglich starke Gefühlswallungen" angesichts der Erfahrung, gebraucht und geschätzt zu werden. Außerdem, er habe damit in seinem Alter nicht mehr gerechnet, sei „eine Frau in sein Leben getreten". Auf den angefertigten Röntgenaufnahmen zeigt sich eine vollständige Rückbildung der Lungenmetastasen. Vier Monate später – familiäre und berufliche Probleme sind nicht mehr auszublenden – treten Hirnmetastasen auf. In der Lunge läßt sich wieder ein kleiner, asymptomatischer Rundherd nachweisen, jedoch nicht an den früheren Metastasenlokalisationen. Mit supportiven Maßnahmen wird vorübergehend eine Symptombesserung erzielt, bevor der Kranke zwei Monate später verstirbt.

Dieses Beispiel soll Fragen stellen, es soll nicht eine lineare Kausalität beweisen, sondern eher das alleinige Denken in linearen Kausalitätsketten verunsichern. Wir wissen bisher nur, daß Spontanremissionen selten sind, aber wohl häufiger auftreten, als sie beschrieben werden. Wie sind hier die Übersetzungskaskaden von Außenweltsignalen, subjektiver Krankheitssicht zu Tumorwachstums- oder Tumorinhibitionsfaktoren? Wenn wir diese Übersetzungskaskaden entziffern könnten, ließen sich die Kenntnisse dann therapeutisch nutzen?

Die PNI-Forschung hat hier Diskussionen über Krankheitsmodelle ausgelöst, in denen Subjektivität semiotisch betrachtet als individuelle Bedeutungsgebungen von Zeichen thematisiert und erforscht wird. Akzeptiert wird immer mehr die Erkenntnis, daß es nicht genügt, Lebensvorgänge allein nach Gesetzen der Kausalität zu untersuchen. Diese Sichtweise erscheint umso angemessener, als in der Medizin zu oft allein die zeitliche Abfolge von Ereignissen, etwa pharmakologische Intervention und anschließende Befindlichkeitsänderung, als Ursache-Wirkungs-Beziehung interpretiert wird.

Provokativ formuliert liegt die Bedeutung der Psychoneuroimmunologie für die Onkologie – und die Medizin im allgemeinen – darin, daß sich die Medizin in ihrer naturwissenschaftlichen Eigendefinition des 19. Jahrhunderts erstmals wissenschaftlich und nicht nur in Festvorträgen auch mit der Frage beschäftigt, was über morphologische und physiologische Aspekte hinaus die Humanmedizin von der Tiermedizin unterscheidet.

Danksagung

Wesentliche Denkanstöße für die obigen Ausführungen stützen sich auf Arbeiten von Prof. Dr. med. Thure von Uexküll zur Theorie der Humanmedizin [15], dem wir dafür herzlich danken möchten.

Literatur

1. Ader R, Felten DL, Cohen N (eds) (1991) Psychoneuroimmunology, 2nd edn. Academic Press, San Diego
2. Ader R, Cohen N (1975) Behaviorally conditioned immunosuppression. Psychosom Med 37: 333–340
3. Beutel M (1991) Auswirkungen von Verlust und Depression auf Immunmechanismen und Onkogenese. Onkologie 14 [Suppl 1]: 30–31
4. Greenberg DS (1991) A sober anniversary on the „War on Cancer". Lancet 338: 1582–1583
5. Kappauf HW (1991) Übersicht über derzeitige Konzepte in der Psychoneuroimmunologie. Onkologie 14 [Suppl 1]: 10–13
6. Kappauf HW (1991) Spontanremissionen und unerwartet günstiger Verlauf. Onkologie 14 [Suppl 1]: 32–35
7. Metal'nikoff S, Chorine V (1926) Rôle des réflexes conditionels dans l'immunité. Ann Inst Pasteur 40: 893–900
8. Nathanson L (1976) Spontaneous regression of malignant melanoma: a review of the literature on incidence, clinical features and possible mechanisms. Baltimore National Cancer Institut Monograph 44: 67–76
9. O'Regan B, Hirshberg C (1990) Spontaneous remission. The Institute of Noetic Sciences, Sausolito, CA
10. Pavlov IP (1927) Conditioned reflexes. Oxford University Press, Oxford
11. Schilder JN. Paradox and confrontation in spontaneous regression of cancer: a study of psychosocial processes involved in long-term survival and spontaneous regression of cancer. The Helen Dowling Institute for Biopsychosocial Medicine, Rotterdam (personal communication)
12. Solomon GF, Moos RH (1964) Emotions, immunity and disease. Arch Gen Psychiatry 11: 657
13. Speidel H (1991) Therapeutische Schlußfolgerungen aus den psychoneuroimmunologischen Forschungsergebnissen. Onkologie 14 [Suppl 1]: 36–38
14. Spiegel D, et al (1989) Effect of psychosocial treatment on survival of patients with metastatic breast cancer. Lancet 334: 888

15. Uexküll Th v, Wesiack W (1991) Theorie der Humanmedizin, 2. Aufl. Urban & Schwarzenberg, München
16. van Baalen DC, de Vries MJ (1987) „Spontaneous" regression of cancer. A clinical, pathological and psycho-social study. Erasmus Universiteits drukkerij, Rotterdam
17. Weiner H (1989) The dynamics of the organism: implications of recent biological thought for psychosomatic theory and research. Psychosom Med 51: 608–635
18. Weiner H (1991) Der Organismus als leib-seelische Funktionseinheit – Folgerungen für eine psychosomatische Medizin. Psychother Psychosom Med Psychol 41: 465–481

Psychosoziale Aspekte der Krebstherapie im höheren Lebensalter

G. Gatterer und B. Sandor-Imre

Zusammenfassung

Die vorliegende Arbeit stellt, auf den Ergebnissen einer eigenen Studie aufbauend, die Möglichkeiten eines verhaltensmedizinischen Behandlungskonzeptes bei geriatrischen Krebspatienten dar. Es zeigt sich, daß geriatrische Krebspatienten ähnliche psychosoziale Faktoren aufweisen, wie sie auch bei jüngeren Krebspatienten nachgewiesen werden konnten und ebenso auf psychotherapeutische Interventionen ansprechen. Als wichtige therapeutische Faktoren werden dabei Aktivierung, Kommunikation und der Aufbau von Coping-Strategien angesehen. Das praktisch-therapeutische Vorgehen wird weiters anhand eines Fallbeispiels demonstriert.

Schlüsselwörter: Psychoonkologie, Psychotherapie, Geriatrie

Summary

The aim of this paper is pointing out the possibilities of behavioral oriented psychotherapy in geriatric patients, suffering from cancer, based on empiric results. As the psychosocial structure of geriatric cancer-patients is comparable to younger patients, behavioral treatment can be effective, including activation, behavioral and emotional oriented communication and reconstruction of coping-strategies. Additional the practical treatment is shown.

Keywords: Psychooncology, psychotherapy, geriatric patients

Einleitung

Jede schwere körperliche Erkrankung geht mit Veränderungen im psychischen Erleben und Verhalten der Betroffenen einher. Kaum eine andere Krankheit wird dabei als so bedrohlich empfunden wie eine Tumorerkrankung.

Allein das Wort „Krebs" verursacht Unbehagen, das jedoch meist weniger auf eigenen Erfahrungen mit dem Leiden und Sterben an Krebs erkrankter Angehöriger oder Freunde beruht, sondern auf einer reflexhaften Assoziation dieses Wortes mit den oben angeführten Folgen.

Ein häufig untersuchtes Gebiet stellen Zusammenhänge zwischen dem Ausbruch der Erkrankung und psychosozialen Faktoren, wie etwa Verlusterlebnissen und nicht bewältigter Trauerarbeit dar (Le Shan 1966).

Die psychische Verarbeitung einer Krebserkrankung hat jedoch auch Einfluß auf deren weiteren Verlauf. So konnte in Untersuchungen über sogenannte „Spontanremissionen" gezeigt werden, daß beispielsweise der „Glaube des Patienten an die Wirksamkeit der ihm gewährten Hilfe", deutliche Zusammenhänge zu solchen positiven Verläufen aufwies (Bahnson 1986).

Als häufigste psychische Reaktionen auf eine Krebserkrankung werden von verschiedenen Autoren (Kübler-Ross 1977, Meerwein 1985)

- Angst,
- Depressionen,
- Ärger,
- Zorn,
- Verleugnung

beschrieben. Die meisten dieser Ergebnisse beziehen sich dabei auf relativ junge Untersuchungskollektive. Viele Krebserkrankungen treten jedoch erst vermehrt im höheren Lebensalter auf, weshalb auch diese Personengruppe mehr Berücksichtigung finden sollte. So konnte etwa Kubicek

Tabelle 1. Beschreibung der Stichproben

Diagnose	N	Geschlecht (n)	Alter (Jahre)	Sozialstatus (n)	
CA	40	20	78,0	US	9
		20		UMS	23
				OMS	7
				OS	1
DIAB	40	20	77,8	US	14
		20		UMS	17
				OMS	9
				OS	0

US Unterschicht, *UMS* Untere Mittelschicht, *OMS* Obere Mittelschicht, *OS* Oberschicht

(1983) zeigen, daß die psychosozialen Faktoren im Vorfeld von Krebserkrankungen bei älteren Menschen, durchaus mit denen jüngerer Menschen vergleichbar sind. Darüber hinaus wäre auch die Notwendigkeit psychotherapeutischer Interventionen für diesen Altersbereich zu diskutieren, wobei sich gerade verhaltensorientierte Ansätze anbieten (Gatterer 1985, Gatterer und Imre 1991).

Um jedoch ein solches Vorgehen bei chronisch kranken geriatrischen Patienten möglichst effizient und ökonomisch zu gestalten, ergibt sich die Notwendigkeit, die psychischen Auswirkungen solcher Krankheiten bei dieser Personengruppe zu erheben.

Eigene Untersuchung

Stichprobe

Wir untersuchten die Auswirkungen von Krebserkrankung und Diabetes hinsichtlich des Attributionsstiles, Depressivität und Copingverhalten bei geriatrischen Patienten im Pflegeheim der Stadt Wien-Lainz. Diese beiden Krankheiten wurden ausgewählt, da bei beiden einschneidende Veränderungen im Verhalten der Betroffenen zu erwarten wären. Andererseits unterscheiden sie sich jedoch in ihrer „subjektiven" Bewertung.

Die Untersuchung erfolgte an 40 Patienten mit Krebserkrankung (CA) und 40 Diabetikern (DIAB). Beide Gruppen waren hinsichtlich Alter, Geschlecht, Sozialstatus und Pflegebedürftigkeit (Tabelle 1) vergleichbar. Alle Patienten befanden sich zum Zeitpunkt der Untersuchung in stationärer Betreuung im Pflegeheim Lainz.

Meßinstrumente

Die Erfassung der Daten erfolgte mittels der in Tabelle 2 dargestellten Verfahren.

Als Meßinstrumente wurden nur solche in die Untersuchung aufgenommen, die auch im höheren Lebensalter hinreichend reliabel und valide sind oder sich zumindest bei anderen Untersuchungen bewährt haben. Teilweise (IPC) wurde eine leichte Adaptierung einzelner Fragen für den höheren Altersbereich vorgenommen. Dieses Vorgehen erscheint insofern legitim, da durch den Vergleich von zwei Gruppen keine Verfälschung der Ergebnisse zu erwarten ist (z.B „Autounfall" durch „Krankheit" ersetzt).

Tabelle 2. Meßinstrumente und erfaßte Untersuchungsvariablen

Meßinstrumente	Variable
IPC-Fragebogen zur Kontroll-überzeugung (Krampen 1979)	Genereller Attributionsstil (intern/extern/fatalistisch)
Depressionsskala (Zerssen 1975)	Depressivität
Problemlöseskala (Teegen 1984)	Problemlöseverhalten (aktiv/passiv)
NOSIE (Nurses Observation Scale for Inpatient Evaluation)	Fremdbeurteilungsskala zur Beobachtung stationärer Patienten durch das Pflegepersonal
Selbstkonzipierter Fragebogen	Sozialdaten, subjektive Krankheitsentwicklung, Krankheitsverarbeitung, Aktivitäten ...

Ergebnisse

Im folgenden seien jene Ergebnisse der Gesamtuntersuchung dargestellt, die für eine Diskussion der therapeutischen Möglichkeiten Voraussetzung sind. Weitere finden sich in Imre (1987).

Wissen über die Krankheit

Das Wissen über die Art der Erkrankung stellt nach Ansicht verschiedener Forscher (Ringel und Frischenschlager 1986) einen wichtigen Faktor zu deren Bewältigung dar. Abbildung 1 gibt die absoluten Häufigkeiten in den angeführten Kategorien bei den beiden Versuchsgruppen an. Die Zuordnung erfolgte aufgrund der Angaben der Patienten.

Wie aus Abb. 1 ersichtlich ist, sind Krebspatienten signifikant weniger über ihre tatsächliche Krankheit informiert als Diabetiker. Interessant ist

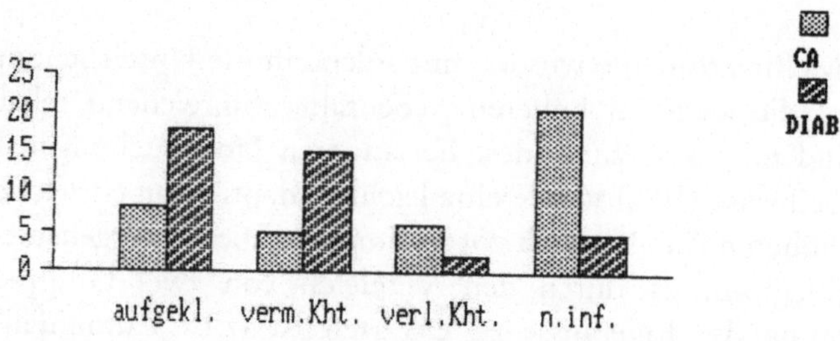

Abb. 1. Wissen über die Art der Erkrankung (alle sign. p = 0,000)

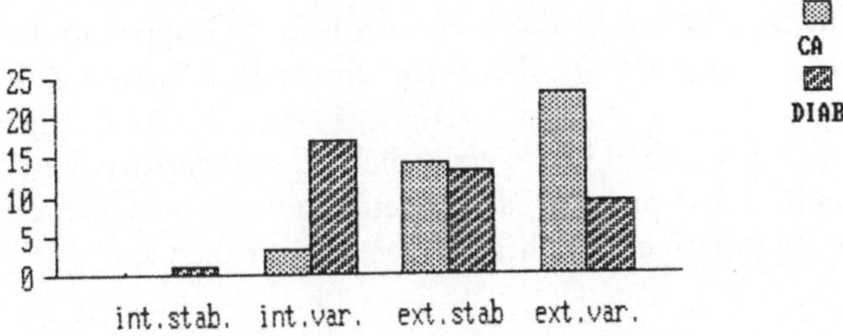

Abb. 2. Subjektive Meinung über Krankheitsentstehung (p = 0,00)

jedoch auch die Tatsache, daß ein relativ großer Prozentsatz der Krebspatienten (12,5 %) die wahre Diagnose vermutet, bzw. ein noch größerer Prozentsatz (15,0 %) diese verleugnet. Insofern erscheinen also Diabetiker bei der Krankheitsbewältigung bereits durch ein größeres Maß an Wissen begünstigt.

Andererseits wurde jedoch die Frage „Wie informiert fühlen Sie sich?" von beiden Gruppen gleich beantwortet. Man kann also nicht automatisch folgern, daß dieses objektive Wissensdefizit von geriatrischen Krebspatienten auch ein Informationsbedürfnis zur Folge haben muß.

Subjektive Meinung über Krankheitsentstehung

Einen weiteren wichtigen Bereich stellt die subjektive Meinung der Patienten über die Entstehung ihrer Krankheit dar. Die Einteilung der offenen Fragen erfolgte nach den Kriterien „Stabilität" (stabil/variabel) und „Ort der Kontrolle" (intern/extern) nach Weiner (1975). Die Ergebnisse dieser Attributionsdimensionen sind in Abb. 2 dargestellt.

Es zeigt sich also, daß geriatrische Krebspatienten die Ursache ihrer Erkrankung vermehrt auf externe, selbst nicht veränderbare bzw. kontrollierbare Ursachen zurückführen. Diese Ergebnisse stehen auch im Einklang mit Untersuchungen bei jüngeren Krebspatienten, so daß man annehmen kann, daß bei beiden Altersgruppen ähnliche psychodynamische Faktoren berücksichtigt werden müssen.

Depressivität und Problemlöseverhalten

Zwei weitere wichtige Faktoren der Krankheitsbewältigung stellen das Auftreten depressiver Reaktionen, sowie die Art der Problemlösestrategien dar. Abbildung 3 zeigt die Ergebnisse der beiden Gruppen in der Depressionsskala (Zerssen 1975), Abb. 4 jene in der Problemlöseskala (Teegen 1984).

Wie aus den Abb. 3 und 4 ersichtlich ist, sind geriatrische Krebspatienten signifikant depressiver als Diabetiker und weisen auch ein signifikant passiveres, resignatorisches Problemlöseverhalten auf.

Konsequenzen für ein verhaltensmedizinisches Therapiemodell geriatrischer Krebspatienten

Aus den bisherigen Ergebnissen läßt sich somit feststellen, daß geriatrische Tumorpatienten signifikant mehr psychologische Variablen aufweisen die dafür bekannt sind, bei jüngeren Krebspatienten einen negativen oder beschleunigenden Krankheitsverlauf zu begünstigen. Daraus ergibt sich jedoch die Notwendigkeit, auch den geriatrischen Krebspatienten psychotherapeutisch zu betreuen (Gatterer und Imre 1990, 1991). Aus der speziellen Situation geriatrischer Patienten bieten sich hierbei verhaltensmedizinische Interventionsstrategien besonders an (Gatterer 1985, 1993 in press).

Unser diagnostisches und therapeutisches Vorgehen ist in Abb. 5 dargestellt.

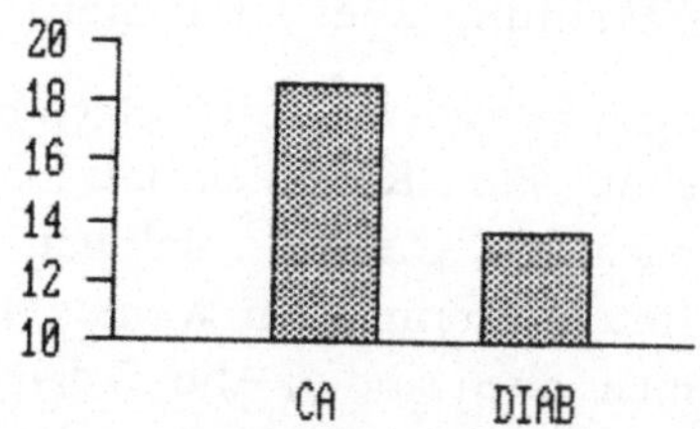

Abb. 3. Mittlere Depressionswerte (p = 0,00)

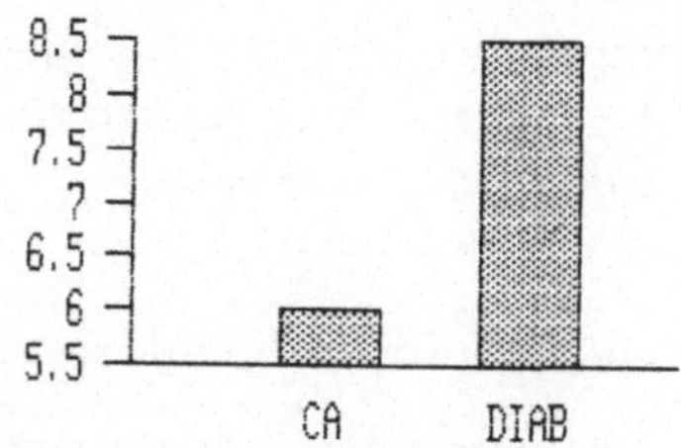

Abb. 4. Mittlere Problemlösewerte (p = 0,00)

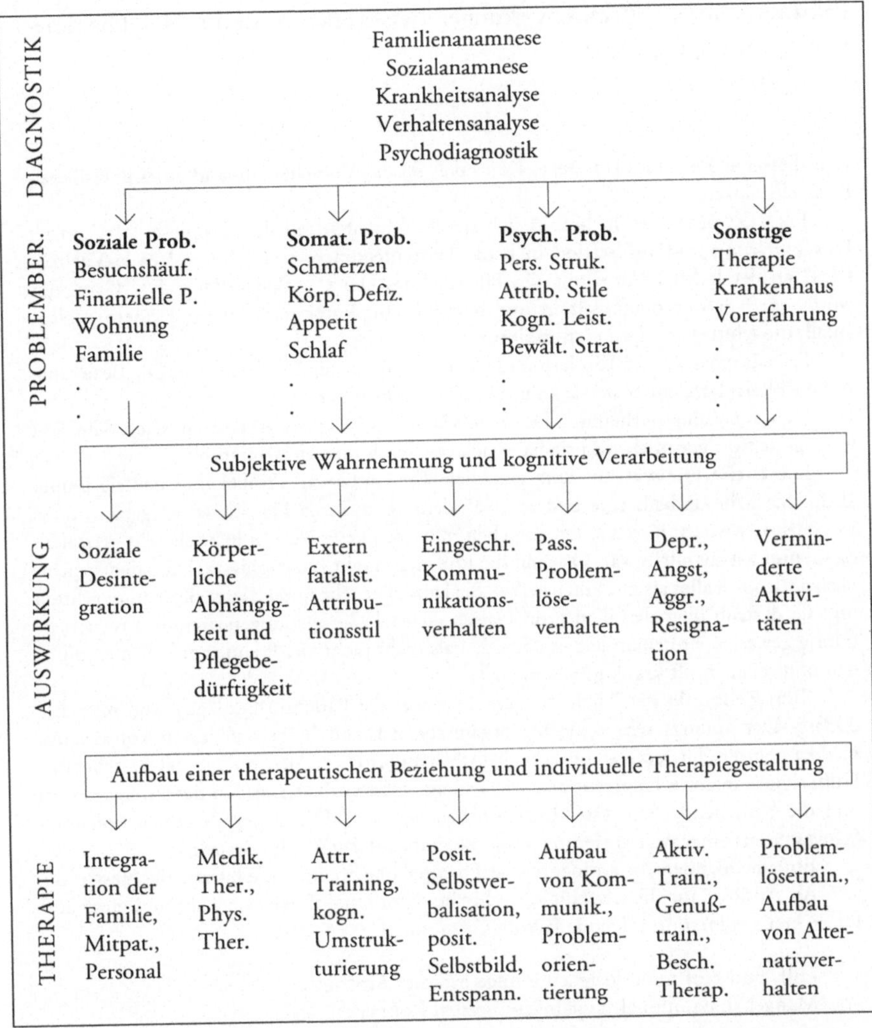

Abb. 5. Verhaltensmedizinisches Therapiemodell bei geriatrischen Krebspatienten

Dieses Modell versucht, die individuelle Situation der Betroffenen zu erfassen und darauf aufbauend adäquate Copingstrategien zu erarbeiten. Erste Ergebnisse zeigen, daß durch ein solches Vorgehen dem Patienten eine positivere Krankheitsbewältigung ermöglicht wird, wobei die zentralen therapeutischen Interventionen unter „Therapie" angeführt sind. Durch die gleichzeitige Beachtung sozialer, somatischer und psychischer

Faktoren können Wechselwirkungen besser erkannt und in das Therapiekonzept integriert werde.

Fallbeispiel

Zum besseren Verständnis unseres Konzeptes sei das Vorgehen anhand eines praktischen Beispieles skizziert.

Frau D., 66 Jahre alt, befand sich seit 21 Monaten mit der Diagnose „N-Vaginae, Einschmelzung und Infiltration in beide Leistenregionen, sowie Recto-Vesico-Vaginalfistel" an der I. Med. Abteilung des Pflegeheimes Lainz in Behandlung. Das Carcinom wurde vor 3 Jahren diagnostiziert und bestrahlt. Ihr Vater starb 1936 an einem Schlaganfall, die Mutter 1968 an Gehirnblutung.

Sie war eines von 15 Kindern und wuchs wie diese bei den Eltern auf. Die Beziehung zu den Eltern bezeichnet sie als kühl, vor allem zum Vater.

Sie war zweimal verheiratet. Der erste Mann war Flieger und starb im Krieg. Sein Tod habe sie schwer getroffen und sie habe sich psychisch nur langsam erholt.

Die zweite Ehe war nur kurz glücklich. Ihr Gatte war Trinker und ließ sie immer allein. Sie habe deshalb eine besondere Beziehung zu ihren Haustieren aufgebaut, diese jedoch später wegen ihres Gatten aufgeben müssen. Dieser Verlust habe sie sehr getroffen, da sie nun wieder allein war. Obwohl die Ehe nicht mehr funktionierte, habe sie versucht, nach außen hin alles als gut hinzustellen. Sie habe aber sehr unter dieser Beziehung gelitten und sei deshalb über den Tod ihres Gatten (starb 1978 an Lungencarcinom) nicht sehr traurig gewesen. Trotzdem habe sie seit damals nicht mehr viel Freude am Leben empfunden und sei auch oft krank gewesen.

Zum Zeitpunkt der Therapieübernahme war die Patientin bettlägrig und pflegebedürftig. Der anfangs sehr schlechte organische Zustand hatte sich durch konservative medikamentöse Therapie stabilisiert, jedoch manifestierten sich infolge der bestehenden Hilflosigkeit massive Depressionen, die von aggressiven Phasen gegen das Pflegepersonal und die besuchende Schwester unterbrochen wurden. (Die Patientin erhielt von ihrer Schwester aus einer weit entfernten Landeshauptstadt 2×/Woche Besuch.)

Eine medikamentöse antidepressive Therapie brachte nur eine kurzfristige Besserung.

Als Auslöser für die derzeitige psychische Symptomatik wurden aufgrund einer ausführlichen Exploration folgende Faktoren gefunden:

- Hilf- und Hoffnungslosigkeit infolge externer Attribution
- Mangel an emotional tragfähigen sozialen Kontakten
- Verminderte adäquate Kommunikation (Gefühle, Probleme, ...)
- Zu geringe Eigenaktivitäten und daraus resultierender Mangel an Erfolgserlebnissen
- Zu hohes Anspruchniveau gegenüber den eigenen Leistungen

Therapeutisch wurde folgender Weg beschritten:

- Zweimal wöchentlich Verhaltenstherapie (Reduktion des eigenen Anspruchsniveaus; Einüben adäquater, problemorientierter Kommunikation; Verstärken interner Attribution; Motivation zu Eigeninitiative)
- Parallel dazu physiotherapeutische Übungen mit positiver Rückmeldung des Erreichten

–   Aufbau von Aktivitäten (Lesen, Ergotherapie, Sticken, ...) und Verstärkung dieses
    Verhaltens durch positive soziale Verstärker (Lob, Anerkennung, ...)
–   Aufbau von Selbstkontrolle und Selbstverstärkung (positives Selbstbild)

Durch diese Maßnahmen gelang es, den psychischen Zustand der Patientin zu stabilisieren.
Weinkrämpfe und Aggressionen traten nur mehr bei Belastungen (z.B. als Schwester nur
mehr alle 14 Tage kommen wollte) auf.

Diskussion

Aufgrund verschiedenster eigener Untersuchungen (Kubicek 1983, Imre
1987, Gatterer und Imre 1990) nehmen wir an, daß bei geriatrischen
Krebspatienten ähnliche psychosoziale Faktoren den Krankheitsverlauf
mitbeeinflussen wie bei jüngeren Menschen. Insofern erscheint es unseres
Erachtens jedoch notwendig, auch bei der Behandlung geriatrischer
Krebspatienten psychotherapeutische Elemente mitzuberücksichtigen.

Das dargestellte Konzept eines verhaltensmedizinisch orientierten Be-
handlungsschemas ermöglicht eine individuelle und den speziellen Bedürfnissen geriatrischer Krebspatienten angepaßte Intervention. Im Vordergrund sollte hierbei eine Veränderung des Attributionsstiles, sowie das
Erarbeiten individueller Bewältigungsstrategien stehen.

Erste Erfahrungen mit diesem Behandlungskonzept zeigen, daß da-
durch auch dem geriatrischen Krebspatienten eine Verbesserung seiner
Lebensqualität ermöglicht wird. Insofern sollte also das Lebensalter kein
Ausschlußkriterium für eine psychotherapeutische Behandlung darstellen.

Literatur

Bahnson CB (1986) Das Krebsproblem in Psychosomatischer Dimension. In: Uexküll
    Th v (Hrsg) Psychosomatische Medizin. Urban und Schwarzenberg, München,
    S 889–904
Eysenck HJ (1974) Eysenck-Persönlichkeits-Inventar. Verlag für Psychologie, Göttingen
Gatterer G (1985) Verhaltenstherapie bei Patienten im höheren Lebensalter. Verhaltens-
    modifikation 6 (1): 20–35
Gatterer G, Imre B (1990) Psycho-Onkologie im geriatrischen Bereich. Erfahrungsheil-
    kunde 5: 313–315
Gatterer G, Imre B (1991) Psychische Verarbeitung und Bewältigung chronischer Erkran-
    kungen im höheren Lebensalter. DGVM, Trier (Abstract)
Imre B (1987) Attributionsstil, Depressivität und Problemlöseverhalten geriatrischer
    Krebspatienten im Vergleich zu chronisch kranken Patienten. Diplomarbeit, Uni-
    versität Wien
Kübler-Ross E (1977) Interviews mit Sterbenden. Gütherslohner Taschenbücher

Krampen G (1979) Differenzierung des Konstruktes der Kontrollüberzeugung. Deutsche Bearbeitung und Anwendung der IPC-Skalen. Z Exp Angew Psych XXVI (4): 573–579

Krampen G (1981) IPC-Fragebogen zur Kontrollüberzeugung. Verlag für Psychologie. Hogrefe, Göttingen

Kubicek A (1983) Zusammenhänge zwischen psychischen und sozialen Faktoren bei Krebspatienten. Dissertation, Universität Wien

Le Shan LL (1966) An emotional life history pattern associated with neoplastic disease. Ann NY Acad Sci 125: 780–793

Meerwein F (1985) Einführung in die Psychoonkologie. Huber, Bern Stuttgart Toronto

Ringel E, Frischenschlager O (1986) Vom Überleben zum Leben. Maudrich, Wien München Bern

Spielberger CD, Laux L, Glanzmann P, Schaffer P (1981) Das Stait- und Trait-Angstinventar. Beltz, Weinheim

Teegen et al (1984) Problemlöseskala. In: Saup W (Hrsg) Übersiedlung ins Altenheim. Beltz, Weinheim Basel

Weiner B (1975) Wirkung von Erfolg und Mißerfolg auf die Leistung. Huber, Bern

Zerssen D v (1975) Die Paranoid-Depressivitäts-Skala. Beltz, Weinheim

Über den psychotherapeutischen Zugang zu krebskranken Menschen

H. P. Bilek

Zusammenfassung

Ein konsequentes Anbot einer psychosozialen Unterstützung, einer Psychotherapie für Krebspatienten, wird eine immer lautere Forderung im Rahmen des Gesundheitswesens. Diese läßt sich sowohl ethisch als auch sachlich begründen, da – empirisch – sehr deutlich zu Tage tritt, daß ein lediglich somatischer Behandlungszugang zum Krebspatienten kontraproduktiv ist und die Möglichkeiten, die durch die modernen Therapieformen entstehen, wieder zunichte gemacht werden. Es werden die Bedingungen, mit welchen der Therapeut rechnen muß, beschrieben und Zugänge angeboten, die das Ergebnis der Reflexion der Beiträge in der einschlägigen Literatur und der eigenen klinischen Forschung und Therapieerfahrung darstellen.

Schlüsselwörter: Psychotherapie mit Krebskranken, psychosomatische Sichtweise der Krebserkrankung, Behandlungsstrategien

Summary

The demand for effectual programs of psychotherapy and psychosocial support for cancer patients is becoming louder and louder on the part of public health care systems. This has both ethical and practical reasons, for it can be shown empirically, that treating patients only somatically is counterproductive and reduces the possible effects achieved by using modern means of treatment. Therapy conditions are described and therapeutical strategies are offered, which have been derived from reflections on the relevant literature as well as from personal experience in clinical research and therapeutical work.

Keywords: Psychotherapy with cancer patients, psychosomatic aspects of cancer, treatment strategies

Einleitung

Die Krebserkrankung ist nach wie vor eine ernste Bedrohung unserer Gesellschaft. Die Dimension des Problems ergibt sich aus einigen Zahlen,

30.000 Neuerkrankungen pro Jahr in Österreich, statistisch gesehen gibt es praktisch keine Familie, in der nicht ein Krebskranker war oder ist; nicht zuletzt ist es die zweithäufigste Todesursache nach den Herzkreislauferkrankungen. Es gibt wenig medizinische Bereiche, in welchen die Ohnmacht des schulmedizinischen Ansatzes deutlicher und gleichzeitig (und ursächlich damit im Zusammenhang stehend) die Ausgrenzung psychosomatischen Denkens konsequenter betrieben wird.

Da aber die psychosoziale Not, die gerade auch aus den Behandlungsergebnissen ensteht (mit Krebs leben!) immer größer wird, wird auch das Bedürfnis nach entsprechender Unterstützung laufend größer. Psychotherapie (PSY) ist der intensivste Zugang zur Problemstellung und man sollte meinen, daß sie den Patienten immer schon angeboten wurde. Wie wir alle wissen, ist dem nicht so, vielmehr wurde das Krebsproblem Jahrzehnte lang aus der Psychotherapie (sowohl praktisch als auch theoretisch) ausgegrenzt. Warum dies so war und z.T. noch ist, ist nicht Thema dieser Arbeit, aber es ist doch wohl anzunehmen, daß zwei wesentliche Gründe die sind: unsere natürliche Abwehr diesem Thema gegenüber und – damit unmittelbar zusammenhängend – die äußerst hohen Anforderungen an den Therapeuten, die ihm aus dieser Arbeit erwachsen.

An den Beginn möchte ich erst eine Definition des Begriffes „Psychotherapie" stellen, damit eine Basis für eine Diskussion vorhanden ist. Dabei werde ich einen pragmatischen Ansatz verwenden, PSY bedeutet Begleitung, Begleitung eines in Not geratenen Menschen, ein professionell reflektiertes Da-Sein für den Anderen, der sich in einer Zwickmühle befindet, einer Zwickmühle, die direkt oder indirekt mit den Implikationen unserer Endlichkeit im Zusammenhang stehen. Die „Zwickmühle" ihrerseits impliziert ein inneres Zerrissen-Sein zwischen äußeren und inneren, z.T. unbewußten Ansprüchen und deren Unvereinbarkeit mit den Gegebenheiten des aktuellen Lebens. PSY bedeutet eine Bündnisschaft zwischen dem Hilfesuchenden, der sich auch von seinen ihn umgebenden Menschen ausgegrenzt fühlt und dem Therapeuten, der ihm ein nicht wertendes Gegenüber anbieten sollte.

Ich möchte den Begriff PSY in diesem Kontext auch übergreifend verstehen, d.h. alle Formen des Patientenkontaktes miteinbeziehend, sei es nun eine Beratung, psychosoziale Betreuung, Entwicklung von Coping-Strategien etc. Das Grundmuster ist überall gleich – oder sollte es zumindest sein – die Unterschiede graduell, und in der praktischen Arbeit finden alle Ansätze eine „gemeinsame Endstrecke".

Diese allgemein gültigen Präliminarien für PSY – wie ich sie definiere

– gelten natürlich auch für den Krebspatienten. Überhaupt könnte die Frage auftauchen, gibt es grundsätzliche Unterschiede zwischen dem „normalen" Patienten und Krebspatienten; natürlich nicht, die Unterschiede sind lediglich quantitativer Art! Wenn wir den Krebspatienten in Bezug auf seine Psychodynamik einreihen wollen, so kann man davon ausgehen, daß sehr viel Ähnlichkeit mit der sogenannten Frühstörung besteht.

Was bedeutet das Einlassen auf einen Krebspatienten für den Therapeuten?

Wie schon oben festgehalten, wurde die psychotherapeutische Behandlung von Krebspatienten – abgesehen von vereinzelten Fällen – lange Zeit hintangehalten. Möglicherweise weil diese Disziplin, nämlich die PSY, noch sehr jung war und sich wenige auf ein so schwieriges Feld wagen wollten. Mit welchen Schwierigkeiten muß der Therapeut nun konkret rechnen? Sie lassen sich auf zwei Problemkreise reduzieren; der eine ist: Krebs ist von der Metapher her *das* personifizierte Grauen (und er ist es auch immer wieder in der Realität) und der zweite: man ist drastisch mit dem Phänomen der Sterblichkeit konfrontiert, muß ja damit rechnen, daß der Patient im Verlaufe der Therapie verstirbt. Wir stehen also vor zwei Hürden und niemand kann sich von deren Auswirkungen entziehen. Diese sind es auch, die gleichsam die Prüfsteine für den Therapeuten darstellen. Vermag er sich darauf wirklich einzulassen oder vermeidet er – bewußt oder unbewußt – die Themen, und geht auf eine Spieleebene über, d.h. er geht mit dem Patienten eine Kollusion ein, die sinngemäß lautet: über ernste Fragen, wie das Sein und Nicht-Sein, über die grauenhafte Angst, über die Vernichtungsgefühle reden wir nicht! Ein bedauerliches Ergebnis, umsomehr als diese Form der Kollusion sehr typisch ist für den medizinischen Kontext, aus dem der Patient ja zwangsläufig kommt, denn für ihn ist es Realität, auch wenn er sie leugnet oder verdrängt. Dabei geht es nicht nur um ethische Belange, sondern dadurch wird auch die Befindlichkeit des Patienten (die Angst zugeben zu können wirkt erleichternd!) entscheidend beeinflußt. Sehr wahrscheinlich, doch zur Zeit wissenschaftlich sehr umstritten, gelten aber für den Krebspatienten die gleichen Gesetze, die wir aus der allgemeinen Psychosomatik kennen, nämlich daß der Krankheitsverlauf mit der Fähigkeit den Konflikt auszudrücken korreliert, d.h. umso besser dies der Patient vermag, umso günstiger ist die Prognose. (Die relevanteste Arbeit in diesem Zusammenhang ist natürlich die von David Spiegel [12], allerdings wurde auch deren Aussage

– von dem bekannten US Methodologen Fox – in Frage gestellt*.) Die sich für den Therapeuten ergebenden Eignungskriterien sind ebenso klar, er muß die beiden Themenkreise für sich durchgearbeitet haben und auch in diesen Bereichen seine Grenzen kennen. Der eigene Tod darf ihn nicht so in Schrecken versetzen, daß er, wie oben beschrieben, flüchtet oder schlimmer, eben eine Kollusion eingeht. Der beste Weg, für sich selber zu klären, wie weit man diesbezüglich ist, ist sicherlich die Identifikation mit dem Patienten (im Sinne einer empathischen Haltung). In diesem Zusammenhang möchte ich den Seminarstil von C. Simonton beschreiben, der in seinen Veranstaltungen zum Thema therapeutisches Arbeiten mit Krebspatienten implizit so arbeitet, als wären alle Teilnehmer Betroffene.

Gedanken zu einer relevanten therapeutischen Strategie

In der PSY für neurotische bzw. psychosomatische Störungen sind die Richtlinien ziemlich klar; dies gilt für die Behandlung von Krebspatienten zur Zeit nicht. Daher seien ein paar grundsätzliche Gedanken geäußert und im Anschluß einige Empfehlungen gegeben, die sich aus der Literatur und meiner eigenen klinischen Erfahrung herleiten.

Zu den grundsätzlichen Feststellungen: beginnen wir eine Therapie mit einem Krebspatienten, so begegnen wir einem Menschen, der mehr oder weniger ernst vom Tode bedroht ist. Sein ganzes Denken ist von der Frage beherrscht: werde ich es schaffen? Beispiele aus der Verwandtschaft/ Bekanntschaft tauchen auf, Erinnerungen, daß jemand auch Krebs gehabt hat und überlebt hat bzw. – häufiger – daran gestorben ist. Die erste, einfachste und zugleich schwierigste Aufgabe, die sich daraus ergibt, ist demnach den Patienten zu entängstigen bzw. zu stützen. Der Therapeut muß dies in einer authentischen Form vermögen, die häufig gehörte Formel, er möge doch nur positiv denken, empfinde ich als Affront, denn genau das kann er ja im Augenblick nicht! Der nächste wichtige Schritt ist, zu entscheiden, ob in einer curativen, also auf Heilung ausgerichteten Form, oder in einer palliativen Form, mit dem Ziel, dem Patienten sein Schicksal zu erleichtern, vorgegangen werden soll (In der Praxis muß die Richtung mitunter mehrfach gewechselt werden, weil die Patienten oft sehr stark in ihrer physischen aber auch psychischen Verfassung wechseln) – Bei dieser Entscheidung können grobe Fehler gemacht werden, denn einerseits kann man einem kämpferischen Patienten die Zukunftschancen

---

* Als Diskussionsbemerkung bei der ESPO-Tagung, Beaune 1992

rauben (wie etwa dem jungen Dickdarmkrebs-Patienten, der sehr oft von ärztlicher Seite nicht aufgeklärt ist und so – nahezu ahnungslos – keine Schritte unternehmen kann, um seine Probleme zu lösen und der andererseits ein therapeutisches Gegenüber braucht, das ihn ermutigt, seine Kräfte zu formieren, um seine existentiellen „Knoten" zu *entwickeln*), oder man quält einen anderen, der schon längst aufgegeben hat, sterben will, aber dies noch nicht offen zugeben mag. Letzterer empfindet dann den herausfordernden Stil der Therapie als Qual und traut sich nicht, wie man bei solchen Patienten oft feststellen kann, einfach „nein danke" zu sagen.

Sehr häufig wird der aufgeklärte Patient zum Therapeuten kommen, der „der mit seinem Krebs lebt". Wahrscheinlich wird sich anfänglich ein mehr technisch dominiertes Setting ergeben, in dem mehr Coping-Strategien entworfen werden; eine umfangreiche Erfahrung in diversen therapeutischen Verfahren ist von Vorteil (z.B. der verhaltenstherapeutische Weg, das katathyme Bilderleben, Hypnose-Verfahren, Techniken aus dem NLP etc.). Als nächster Schritt, insbesondere wenn der Patient zum Therapeuten Vertrauen gefaßt hat, kommen dann die eigentlichen Probleme, in der Regel ein ernster, existentieller Konflikt, aus dem der Betroffene eben keinen Ausweg weiß. Hier kreativ zu sein, die Schranken der Konvention zwar erkennen aber auch umgehen können, wird jetzt notwendig sein.

Was das curative Vorgehen betrifft, so gibt es eine nicht geringe Zahl von Therapeuten, die es als Anmaßung erleben; d.h. sie sind der Auffassung, Heilung auf einem psychotherapeutischen Weg erzielen zu wollen, ist gleichsam Scharlatanerie. Wie schon aus dem bisher Gesagten hervorgeht, bin ich nicht dieser Auffassung, da es genügend gesicherte Berichte [1, 2, 7, 8, 11] über diesbezügliche Heilungen gibt und diese sich auch mit dem Phänomen der Spontanheilung decken (wir bewegen uns damit in den Bereich einer neuen Forschungsrichtung, der Psychoneuroimmunologie, die in Ansätzen bereits das „missing link" der Psychosomatik beschreiben kann [10] und von der wir uns in naher Zukunft eine Reihe von Befunden erwarten dürfen, die die sogenannten Wunderheilungen einer wissenschaftlichen Erklärung zuführen werden). Ich selbst sehe mich in meiner therapeutischen Rolle gegenüber dem Patienten als „Kybernos", als Steuermann, der Patient ist der Kapitän", er gibt die Richtung vor. Entscheidend dafür ist allerdings, nicht nur bewußte geäußerte Anweisungen zu hören („Ich will wieder ganz gesund werden!"), sondern auch die subtileren Botschaften, die verdeckt ausgesprochen oder insbesondere wenn der Patient merkt, daß er bald sterben wird

und sich dies nicht bewußt machen kann – in einer verschlüsselten Form
mitgeteilt werden. So sind Aussagen von Patienten mit medizinisch
infausten Prognosen, sie werden eine wunderschöne, weite Reise machen,
fast immer als Todesahnung zu deuten, ebenso wie der Traum einer
Patientin, die von einer Schar wunderschöner weißer Schwäne träumte,
die über eine menschenleere Landschaft zu einem unbekannten, fernen
Ziel flogen. Wahrscheinlich ist dieser Bereich mit der schwierigste in der
Therapie mit Krebskranken, nämlich das Maß zu finden zwischen den
Patienten herausfordern oder eben stützen respektive „zudecken", dessen
eigene Ressourcen in Qualität und Quantität erspüren und sie entsprechend einsetzen.

Als letzter Punkt zu diesem Absatz sei die Frage erörtert, was ist denn
überhaupt das heilsame Prinzip in der Psychotherapie? Wann erlebt ein
Patient Heilung, oder zumindest Erleichterung und damit die Therapie
als erfolgreich? An einem konstruierten Beispiel möchte ich das klar
machen: jemand kommt in Psychotherapie, weil er beispielsweise 5 Mil-
lionen Schilling Schulden hat: er das Gefühl hat, diese nie in seinem
Leben zurückzahlen zu können und denkt nur mehr an Selbstmord. Es ist
vorstellbar, daß ein solcher Patient, nach einer Therapiestunde „geheilt"
ist. Was muß dabei passieren? Sicherlich kann sich nur die Einstellung des
Betroffenen zu seinen Schulden ändern. Das wesentliche Merkmal seiner
Veränderung sehe ich in einer Gelassenheit. Das „lassen können" ist aber
überhaupt der Schlüssel zum Erfolg der Psychotherapie; es zu induzieren
sehe ich als *die* therapeutische Kunst. Aus psychodynamischer Sicht betrachtet bedeutet dies, an einer Objektbeziehung festzuhalten, schafft
Leidensdruck, der sich je nach der Prägung des Patienten, in Form von
neurotischen oder aber auch psychosomatischen Beschwerden widerspiegelt. Durch „Loslassen" – was Trauerarbeit impliziert – kommt es zu einer
Wandlung, die das eigentliche hilfreiche Prinzip darstellt. Erst wenn wir
uns „gewandelt „haben, können wir vom Alkohol, vom Nikotin oder von
einer Partnerschaft, die uns eindeutig zum Schaden gereicht hat, lassen. Es
ist das „Stirb und Werde", wie es Goethe in seinem „West-östlichen
Diwan" beschreibt [5], das uns zum Heil-Werden führt. Der in der
Gestalttherapie verankerte Begriff des „Impasse" verdeutlicht dieses Phänomen. Der Patient, der eine Psychotherapie aufsucht, verspürt – mehr
oder weniger bewußt – daß eine Loslösung ansteht. Dieses Loslösen, oder
durch den „Impasse" gehen, wird aber wie Sterben erlebt (ich nenne es
daher auch „Sterbens-Äquivalent") und dementsprechend zur Seite ge-
schoben. Die therapeutische Aufgabe besteht nun darin, dem Patienten

beim Lösen seiner pathologischen Bindungen zu helfen, d.h. Steuermann (Kybernos!) zu sein bei dieser Reise ins Ungewisse.

Dieses „Loslassen-Können" führt auch zu einem Ziel, das in der Psychosomatik allgemein als Therapieziel anerkannt ist [13], nämlich zur zunehmenden Autonomie des Patienten. Die Autonomie* ist auch für den Krebspatienten, oder besser gesagt gerade für ihn, das entscheidende Therapieziel. Insbesondere die Arbeiten von Le Shan und Bahnson weisen eindeutig in diese Richtung [1, 2, 7, 8]. Bahnson hat noch dazu die theoretische Grundlage für das Verständis von Krankheitsphänomenen ganz allgemein gelegt. Mit seinem „Komplementaritäts-Konzept" (siehe Abb. 1) hat er einen Raster entwickelt, der, übrigens ähnlich grundlegend wie die Freud'sche Ich-Struktur, ein umfassendes Verständnis der Vorgänge ermöglicht, die Mitscherlich zu dem Satz verdichtet hat, Krankheit als Konflikt zu sehen [9]. In diesem Konzept wird in einem Koordinaten-System festgehalten, wie wir imstande sind, unsere Autonomie bzw. unser narzißtisches Gleichgewicht aufrecht zu erhalten und was Krankheit bedingt. Über die Möglichkeiten der Regression, Verdrängung, Projektion und schlußendlich Entwicklung, können wir den zerstörerischen Folgen der narzißtischen Kränkung ausweichen (und damit unsere Autonomie erhalten) oder wenn das nicht gelingt, kommt es zu einem „Stecken-Bleiben" in einem mehr oder weniger regredierten Zustand auf der Verdränger- respektive Projektionsseite; dies ist gleichbedeutend mit krank sein.

Was die Krebspatienten betrifft, konnten wir in einer eigenen Untersuchung feststellen, daß bei ihnen eine Grundstörung (nach Balint) vorliegt [3], daß in der Folge ein „schizophaser" Lebensstil gelebt wird (verkürzt ausgedrückt, daß ein falsches Selbst gelebt wird, also keineswegs ein Leben aus einer autonomen Position) und daß vor Ausbruch der Erkrankung eine Phase der Hoffunungs- bzw. Aussichtslosigkeit besteht, die einer suizidalen Einengung gleichkommt.

Diese Hypothese deckt sich wiederum mit den Sichtweisen von Le Shan und Bahnson sowie psychoanalytischen Untersuchungen von Kahleyss [6]. Außerdem haben wir diese Merkmale als Grundlage für eine Vorhersage-Untersuchung verwendet und konnten damit in einem statistisch signifikanten Bereich bei Frauen mit einem Tumor in der Brust,

---

* Ich verstehe den Begriff Autonomie in diesem Zusammenhang im Wortsinne: „auto nomos", der der sich aus sich selbst seinen Namen gibt; also der Bär definiert sich aus seiner Bärenhaftigkeit!

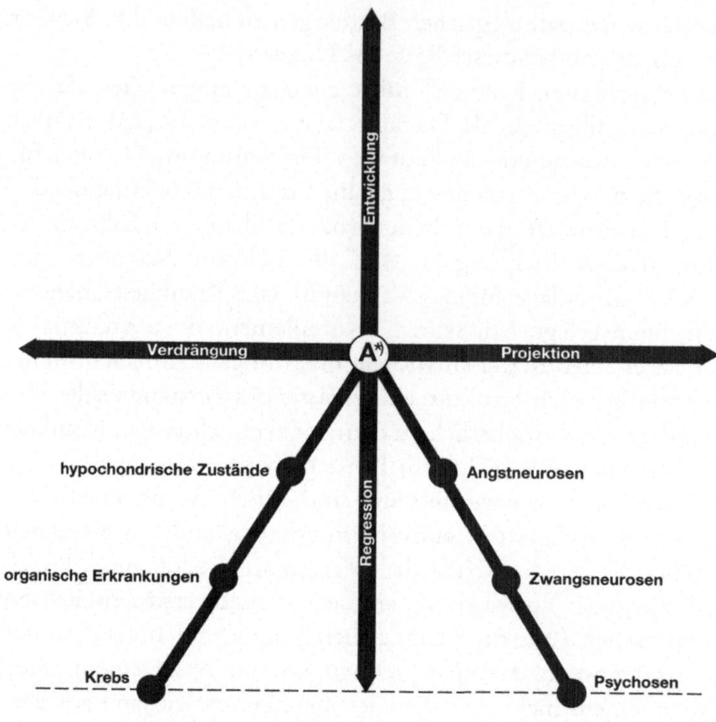

Abb. 1. Komplementaritäts-Konzept (nach Bahnson modifiziert und erweitert)

präoperativ, die Malignität/Benignität voraussagen und damit auch unsere psychosomatische Hypothese der Krebserkrankung bestätigen [4].

Fallgeschichte

Zum Abschluß sei noch eine exemplarische Fallgeschichte dargestellt, die die theoretischen Ausführungen entsprechend beleuchten soll:

Die Geschichte der Patientin I.W. oder das gefesselte /entfesselte Kind.

„Die Menschen kommen auf mich zu und sagen ich möge doch laufen, ich hätte das Talent dazu, ich möge doch springen, ich hätte die Gabe dafür, doch ich sitze bedrückt in meiner Ecke und rühre mich nicht; die Menschen sehen die unsichtbaren Fesseln, die mir meine Mutter angelegt hat nicht!"

Die Patientin wird im Alter von 46 Jahren wegen einer geplanten Uterusextirpation (wegen Myomen) auf einer Gynäkologie aufgenommen. Nach einer Erstuntersuchung erklärt man ihr völlig überraschend, daß sie Brustkrebs habe und daß man ihr die Brust werde amputieren müssen, was auch geschieht. Es waren auch bereits die regionalen Lymphknoten befallen, weswegen man eine Bestrahlungstherapie durchführte. Ich wurde vom Operateur ersucht, mich der Patientin anzunehmen, weil sie in einen seelischen Ausnahmezustand gekommen war.

Die Patientin war in zweiter Ehe verheiratet, hatte aus erster Ehe einen bereits herangewachsenen Sohn. Sie entstammte einer slowenischen Adelsfamilie, die nach dem Krieg flüchten mußte und die ersten Jahre in Östereich als Flüchtlinge unter elenden Bedingungen lebte. Sie hatte einen älteren Bruder, der gesund war und einen Zwillingsbruder, der in seiner Jugend mehrere psychotische Attacken durchmachte (u.a. während eines Englandaufenthaltes 6 Monate in einem psychiatrischen Krankenhaus wegen eines religiösen Wahnes zubrachte) aber späterhin wieder gesund wurde. Die Ehe der Eltern war von Anfang an schlecht, der Vater, ein Defraudant, der sein ererbtes Vermögen verspekulierte und dann im Gefängnis verstarb. Die Patientin war zu diesem Zeitpunkt vier und sie vermutet (aus Briefen der Mutter rekonstruiert), daß sie – die Mutter – Gelegenheit gehabt hätte, ihren Mann aus dem Gefängnis freizubekommen, bzw. ihm in irgendeiner Weise hätte helfen können, was sie aber nicht tat.

Für die Erziehung der Patientin war auch noch die Großmutter verantwortlich, die Mutter der Mutter, die noch sehr in der Haltung verhaftet war, daß weibliche Nachkommen weniger wert sind als männliche. Zwischen Mutter und der heranwachsenden Tochter bestand auch sehr bald ein ausgeprägtes Konkurrenzverhalten auf der Ebene der Weiblichkeit, was sich unter anderem dadurch ausdrückte, daß sie der Tochter auftrug, sich die Brust mit einem Tuch niederzubinden. Ganz wesentlich erscheint noch die Haltung der Mutter, eine idealsierte, beschönigende Weltsicht zu vermittelten und die Kinder über reale Zusammenhänge immer im Unklaren zu lassen (Sie schuf damit auch die klassische „double-bind" Situation, die ja für psychotische Entwicklungen typisch ist). Die Wünsche der Mutter zu ihrer Tochter hin waren demnach auch, daß sie sich hauptsächlich unauffällig verhalten solle und ihr in keiner Weise zur Last fallen solle; z.B. kümmerte sie sich nicht um eine Berufsausbildung der Tochter, die deren Talenten entsprach und stand ihr auch in Fragen der Partnerwahl nicht hilfreich zur Verfügung. In ihrer Adoleszenz arbeitet die Patientin als Sekretärin, heiratet zum ersten Mal; ihr Mann ist schwerer Alkoholiker und es gelingt ihr, sich wieder von ihm zu trennen. Der Mann verstirbt bald nach der Scheidung an einem benignen Hirntumor. Sie geht daraufhin eine Liäson mit einem um 25 Jahre älteren, sehr wohlhabenden, verheirateten Mann ein. Nachdem diese Beziehung rund drei Jahre angedauert hat, verstirbt dessen Frau, innert 3er Monate an einem Pankreas-Carcinom. Kurze Zeit später heiraten die beiden. Es ist des Mannes dritte Ehe, auch seine erste Frau ist verstorben. Zu dieser Zeit schreibt die Patientin in ihr Tagebuch, daß sie am Tod ihrer Nebenbuhlerin schuld sei und daß das nur dadurch zu sühnen sei, wenn auch sie selbst an Krebs erkranken würde. Unmittelbar nach dem Tode wird die Depressivität so manifest, daß ein 6 wöchiger stationärer Aufenthalt auf einer psychiatrischen Station notwendig wird und sie im Anschluß 2 Jahre lang Antidepressiva einnehmen muß. Die Ehe mit ihrem Mann ist erstmal schlecht; sie haben viele Streits, wobei ein klares Beziehungsmuster vorherrscht, ihr Mann ist der Gesunde und sie ist krank aber auch minderwertig (insbesondere wegen ihrer Flüchtlingsvergangenheit). Bemerkenswert ist auch noch der Befund einer renomierten Deutschen Klinik für Diagnostik, in der sich die Patientin 2 Jahre vor Ausbruch der Krebserkrankung einer Gesundenuntersuchung unterzogen hat. In dem Befund der Klinik sind zwei pathologische Befunde angeführt, erstens ein Knoten in der rechten Brust (in jener, die später amputiert wurde), der als benign eingeschätzt wurde und – bei der dort routinemäßig durchgeführten psychologischen Untersuchung – eine tiefe Persönlichkeitsspaltung, die nur oberflächlich, durch eine Fassade verdeckt ist.

Am Beginn der Psychotherapie wird bald klar, daß die Patientin ein Entwertungsmuster lebt und in ihrem Mann einen kongenialen Gegenspieler gefunden hat; aus seiner eigenen schweren narzißtischen Störung heraus muß er seine Frau ständig abwerten. Mit in diese Störung eingebaut, gleichsam ein weiterer Aspekt, ist der Umstand einer rasenden Eifersucht, die sich so auswirkt, daß er keine Beziehungen zuläßt, die seine Frau mit anderen Menschen eingeht oder eingehen möchte. U.a zerstört er die Beziehung zu einer Aufräumefrau als er merkt, daß sich ein herzliches Verhältnis angebahnt hat. Die Zeit unmittelbar vor Ausbruch der Erkrankung, war durch den Umstand gekennzeichnet, daß der Ehemann der Patientin ein Haus bauen wollte, bemerkenswerterweise in jener Gegend in der sie ihre Flüchtlings/Kinder-Jahre verbrachte. Die Entdeckung des Tumors ist zeitgleich mit den Aushubarbeiten zum Hausbau. Wie sich in der Therapie herausarbeiten läßt, hätte das Haus den Stellenwert eines Schlußsteines in der Mauer, den ihr Mann um sie errichtet hatte, haben sollen.

Die ersten beiden Therapiejahre sind durch eine extreme Übertragungssituation gekennzeichnet („Ich habe nur für die Therapie gelebt"). Die entscheidende Wende im therapeutischen Verlauf kommt durch die gelungene Aufarbeitung eines Traumes, der sinnfällig jene Schuldgefühle widerspiegelt, die sie seinerzeit beim Tod der Exgattin ihres Mannes hatte. Die Patientin träumt, daß sie nahezu vollständig vom Grabstein ihrer Nebenbuhlerin begraben ist; nur ihr Kopf ragt heraus, sie ist in einer jämmerlichen Position, kann weder leben noch sterben (Bemerkenswert ist auch der Umstand, daß sie den realen Grabstein träumt, einen besonders teuren und großen Naturstein!). Über die in diesem Traum enthaltene Projektionen gelingt es, daß sich die Patientin auch mit dem Aggressor = Grabstein identifiziert. Ab diesem Zeitpunkt geht es der Patientin laufend besser. Es gelingt ihr ihre Beziehung zu ihrem Mann zu „horizontalisieren", d.h. das Entwertungsspiel zu unterbrechen, einen Teil ihres kreativen Potentials in die Tat umzusetzen (z.B. hat sie ein ausgeprägt zeichnerisches Talent, daß sich auch beim Fotografieren zeigt). Ganz wesentlich ist natürlich auch die Aufarbeitung der Beziehung zur Mutter. So vermag sie (wieder über ein reichhaltiges Briefreservoir) alle „Double-bind Mitteilungen" der Mutter über die Geschehnisse rund um den Tod ihres Vaters aufzulösen. Zur Mutter selbst bekommt sie ein sehr distanziertes Verhältnis, und späterhin gelingt es ihr auch deren „übergriffiges" Verhalten abzustellen (Autonomie-Position!). Die ganze Zeit über – phasenspezifisch abgewandelt – überträgt sie den Vater auf den Therapeuten. Schlußendlich nach rund 8 Jahren, gewinnt sie auch ihm gegenüber, eine autonome Position, die es ihr ermöglicht auch ohne therapeutische Hilfe zu leben.

Auf die oben angeführte psychodynamische Hypothese eingehend, kann man sagen, daß der unmittelbare Nachweis, daß eine Grundstörung vorliegt, nicht möglich ist (was sehr oft der Fall ist); allerdings kann man – rückschlüssig – den Lebensstil der Patientin betrachtend, davon ausgehen, daß eine Grundstörung vorliegen muß. Am deutlichsten ist sie an der Partnerwahl der beiden Ehepartner und den sich daraus ergebenden Beziehungsstrukturen erkennbar. In beiden Ehen wählt die Patientin Partner mit einer ausgeprägten Entwertungstendenz (der erste Ehepartner hat explizit – als Alkoholiker – eine Grundstörung). Ihre Berufssituation ist der zweite prägnante Punkt, weder ihre herausragende künstlerische Begabung noch ihr Organisationstalent kann sie adäquat umsetzen. Ganz typisch ist auch die Situation um den Ausbruch der Erkrankung, in ihrer existentiellen Situation ist sie an einen Punkt der Ausweglosigkeit gekommen (durch den Hausbau), die Krankheit wird gleichsam die Rettung der *Aus-Weg*. Der Ehemann traut sich jetzt nicht mehr sich gegen ihre Beziehungsbedürfnisse zu wehren; nicht zuletzt über die intensive Beziehung zum Therapeuten geht sie nun eine Reihe von „nährenden" Beziehungen ein und findet so einen Ausweg aus ihrem „Gefängnis".

Schluß

Die vorliegende Arbeit beschäftigt sich mit dem psychotherapeutischen Zugang zum Krebspatienten. Sie sollte zeigen, daß dieser Zugang sehr schwierig ist, aber gleichzeitig auch lohnend, denn einerseits sind die Betroffenen äußerst therapiebedürftig, andererseits sind in dieser Arbeit tiefe menschliche Begegnungen möglich, weil sowohl der Patient als auch der Therapeut aufs Intensivste mit der „conditio humana" konfrontiert ist, mit unserer Sterblichkeit, unserer Verletzlichkeit, unserer Angst und unserem Alleinsein mit dem Tode.

Literatur

1. Bahnson CB (1986) Das Krebsproblem in psychosomatischer Dimension. In: von Uexküll T (Hrsg) Psychosomatische Medizin. Urban & Schwarzenberg, München, S 889–909
2. Bahnson CB (1967) Psychodynamische Prozessse und Persönlichkeitsfaktoren bei Krebskranken. Prophylaxe. Int J Prophylactic Med Soc Hygenie 6 (2): 17–26
3. Bilek HP, Pohler G, Eder A, Gathmann P, Sekera J (1987) Untersuchung zur existentiellen Situation von Krebskranken. Österr Ärztezeitung 42
4. Bilek HP, Frischenschlager O, Reiner G, Jakesz R (1988) Einschätzung der Benignität/Malignität einer neoplastischen Veränderung der Brust mit Hilfe von psychosozialen Parametern bei Patientinnen einer Brustambulanz. Psychother Med Psychol 38: 420–424
5. Goethe JW (1943) Der west-östliche Diwan; Buch des Sängers, „Seelige Sehnsucht". Dietrich'sche Verlagsbuchhandlung, Leipzig
6. Kahleyss M (1981) Auffüllung und innere Leere: Zur Psychoanalyse von Krebskranken. Materialien Psychoanalyse 7: 198–218
7. Leshan L (1976) Psychotherapie gegen den Krebs. Klett-Cotta, Stuttgart
8. Leshan L (1993) Diagnose Krebs. Wendepunkt und Neubeginn. Klett-Cotta, Stuttgart

 9. Mitscherlich A (1967) Krankheit als Konflikt. Suhrkamp, Frankfurt am Main
10. Schulz KH, Raedler A (1986) Tumorimmunologie und Psychoimmunologie als Grundlage für die Psychoonkologie. Psychother Med Psychol 36: 114–129
11. Simonton C (1982) Wieder gesund werden. Rowohlt, Reinbeck
12. Spiegel D, et al (1989) Effect of psychosocial treatment on survival of patients with metastatic breast cancer. Lancet 34: 888–891
13. von Uexküll T, Wesiack W (1988) Theorie der Humanmedizin. Urban & Schwarzenberg, München

Psychosoziale Unterstützung für ambulante Strahlentherapiepatienten: Entwicklung und Evaluation eines Modellprojektes

U. Schlömer, K.-H. Hübener, R. Verres, K. Klusmann und M. Frost

Zusammenfassung

Das Angebot von psychosozialer Unterstützung für ambulante Patienten einer Abteilung für Strahlentherapie ist Teil eines Modellprojektes. Die im ambulanten Bereich arbeitende Psychologin protokollierte ihre täglichen Erfahrungen mit Hilfe von Feldnotizen und Protokollen über Patientengespräche. Parallel dazu wurde eine Mitarbeiterbefragung durchgeführt.

Dieser Artikel beschreibt die Evaluationsergebnisse des ersten Jahres: die Erfahrungen mit der Integration der psychosozialen Mitarbeiter in den klinischen Alltag; die Entwicklung und Beforschung von psychotherapeutischen Angeboten für Krebspatienten und psychoonkologischen Fortbildungsangeboten für das Klinikpersonal. Weitere Schwerpunkte behandeln die Situation der Strahlentherapeuten und der Strahlentherapiepatienten und ihre Interaktion sowie der Umgang mit dem Sterben und dem Tod.

Eine Fallgeschichte beschreibt die Situation einer Krebspatientin und die Möglichkeiten psychotherapeutischer Unterstützung.

Schlüsselwörter: Modellprojekt, qualitative Methoden, Strahlentherapie, psychosoziale Unterstützung, Fortbildung des Klinikpersonals

Summary

The provision of psychosocial support for outpatients of a radiological department has been part of a larger model project. The psychologist who took care of the patients protocolled her daily experiences with field notes and running accounts about therapeutic relationships. This report explains the results of evaluation of the first year. Further information was gained by interviews of the medical staff and a questionnaire.

This article describes the integration of the psychological work into clinical everyday life; the development and the experience with psychotherapy for cancer patients and psychooncological training offered to the staff. Other topics are the interaction between radiotherapists and cancer patients and the coping of patients, relatives and staff with dying and death.

A case report illustrates the situation of a cancer patient and the possibilities of psychotherapeutic support.

Keywords: Model project, qualitative methods, radiotherapy, psychosocial support, training for the medical staff

Seit Januar 1990 gibt es am Universitätskrankenhaus Hamburg-Eppendorf ein Kooperationsprojekt zwischen der Abteilung für Medizinische Psychologie und der Abteilung für Strahlentherapie der Radiologischen Klinik. Im Rahmen dieses vom Bundesforschungsministerium für Forschung und Technologie geförderten Projektes arbeiten zwei Psychologen und eine Musiktherapeutin in der Betreuung von Krebspatienten sowie der Fortbildung des Klinikpersonals. Projektleiter sind R. Verres (Heidelberg), K.-H. Hübener und D. Klusmann (Hamburg).

Das Betreuungskonzept beinhaltet:

- stationäre und ambulante Unterstützung von Krebspatienten und deren Angehörigen,
- Fortbildung und Supervision von Klinikpersonal,
- Gruppenangebote zur Gesundheitsförderung für Klinikmitarbeiter und Patienten,
- Netzwerkförderung.

Es wurde in enger Zusammenarbeit mit den Klinikern erarbeitet, wobei die Überprüfung und Weiterentwicklung sich an der Praxis orientierte.

Forschungsmethode

Methodisch wählten wir den Zugang der qualitativen Forschung durch Teilnehmende Beobachtung und Dokumentation durch Feldnotizen.

Die Feldnotizen des ersten Projektjahres wurden mit Hilfe eines Computerprogramms fragmentiert und Kategorien bzw. Schlagworten zugeordnet. Das Kategoriensystem zur Klassifizierung der Feldnotizen war ständig im Fluß; neue Kategorien kamen hinzu, alte wurden differenziert oder zusammengefaßt. Der konzeptuelle Rahmen der Beschreibung des Beobachtungsmaterials veränderte sich fortlaufend, bis die Bearbeitung des Datenmaterials des Jahres 1990 abgeschlossen wurde.

Die so fragmentierten Feldnotizen wurde anschließend von U. Schlömer und der Soziologin M. Frost diskutiert, überarbeitet und ggf. neu zugeordnet. Bei dieser Überarbeitung des Kategoriensystems identifizierten wir die relevanten Themen und deren Wechselbeziehungen in der Abteilung für Strahlentherapie.

Folgende Themen kristallisierten sich als Hauptpunkte heraus:

– Integration in die Abteilung für Strahlentherapie und die Kooperation mit den Mitarbeitern,
– Räumlichkeiten und Atmosphäre in der Abteilung für Strahlentherapie,
– Psychosoziale Betreuung von Patienten der Abteilung für Strahlentherapie,
– Aufklärung,
– Strahlentherapie: kurativ und palliativ,
– Bedingungen, die das Therapieerleben von Patienten beeinflussen,
– Tod und Sterben,
– Fortbildung und Gruppenangebote für Klinikpersonal, Patienten und Selbsthilfegruppen,
– Netzwerkaktivitäten und Netzwerkförderung

Parallel zu unserem qualitativen Forschungsansatz führten wir zu Beginn unseres Projekts eine Mitarbeiterbefragung durch.

Zuerst wurden alle Mitarbeiter der Abteilung, die Kontakt zu Patienten hatten (15 Ärzte, 10 Pflegekräfte und 7 Personen aus anderen Berufsgruppen), in offenen, leitfadengestützten Interviews befragt. Schwerpunkte waren Themen wie Belastung und Zufriedenheit mit der Arbeit, Bewertung der eigenen Ausbildung in bezug auf psychosoziale Aspekte, Fortbildungswünsche, Erwartungen an Psychologen und Veränderungswünsche. 23 Medizinisch-Technische Assistenten wurden parallel dazu mit einem modifizierten Interviewleitfaden im Rahmen einer Diplomarbeit von H. Donath (1991) befragt.

Das Datenmaterial (wörtliche Transkripte und auf wesentliche Aussagen verdichtete Texte) wurde mit Hilfe eines Computerprogramms abgelegt und Kategorien zugeordnet.

Das breite Spektrum der Äußerungen in den offenen Interviews diente als Grundlage zur Entwicklung eines Fragebogens, der von allen Mitarbeitern der Abteilung für Strahlentherapie anonym ausgefüllt wurde. Von den 68 ausgeteilten Fragebögen wurden 50 Fragebögen innerhalb von 14 Tagen ausgefüllt zurückgegeben.

Die Darstellung der folgenden relevanten Themen ist eine Synthese aus der Dokumentation eigener Beobachtungen (Feldnotizen) und der Sicht der Mitarbeiter (Mitarbeiterbefragung).

Die dokumentierten und ausgewerteten Erfahrungen und Beobachtungen in der Erlebniswelt der Strahlentherapeuten und der Krebspatienten führen dazu, beide Welten transparenter zu machen und das Verständnis füreinander zu fördern. Es soll Psychologen, Sozialarbeitern, Seelsorgern, Ärzten, Medizinisch-Technischen Assistenten (MTAs), Pflegekräften, aber auch Laienhelfern, die sich Strahlentherapiepatienten zuwenden wollen, als mögliche Orientierung und als Hilfe beim Einstieg in diesen Arbeitsbereich dienen.

Integration und Kooperation

Das Bemühen um eine Integration in die Abteilung erlebten wir als mit einer Sozialisation vergleichbar. Die Abteilung für Strahlentherapie hat eine gewachsene Struktur und somit eine Geschichte; sie besteht aus einem strukturierten und komplexen Beziehungsgefüge, das entschlüsselt werden mußte; erst aus diesem Verständnis heraus wurde eine funktionierende Zusammenarbeit möglich.

Die Ärzte, MTAs und Pflegekräfte wünschten sich von den Psychologen an erster Stelle die Betreuung von Patienten; an zweiter Stelle standen Fortbildungs- und Supervisionswünsche.

Im Rahmen der Mitarbeiterbefragung waren sich alle drei Berufsgruppen bezüglich des Verhältnisses von angestrebter Patientenbetreuung und Fortbildung des Klinikpersonals durch die Psychologen einig. Zwei Drittel der Arbeitskapazität der Psychologen sollte der Betreuung von Patienten dienen; ein Drittel der Fortbildung der Mitarbeiter.

Bei den Betreuungswünschen rangierte der Wunsch nach Krisenintervention bei Patienten im Falle von Wiedererkrankung, infauster Prognose, Depression und Angst ganz vorn.

Vor allem das Pflegepersonal und die MTAs äußerten verstärkt Wünsche nach einer ständigen Anwesenheit der Psychologen auf Station und im ambulanten Bereich der Abteilung. Auch bei dem Wunsch nach engmaschiger Betreuung von Patienten („Alle Patienten sollten wenigsten einmal von einem Psychologen gesehen werden") stimmten das Pflegepersonal und die MTAs deutlicher zu als die Ärzte.

Die geäußerten Wünsche nach Supervision bezogen sich u.a. auf Probleme in der Zusammenarbeit der Klinikmitarbeiter. Spannungen und

Konflikte wurden geschildert; sowohl zwischen den Ärzten, Pflegekräften und MTAs als auch innerhalb der einzelnen Berufsgruppen. Die persönliche Erfahrung der Autorin geht dahin, daß diese Gespräche eher der Entlastung dienten, aber sicher auch dazu gedacht waren, sie – als neue Mitarbeiterin – über Abteilungsstrukturen und damit verbundene Probleme in Kenntnis setzen zu wollen. Diese Gespräche waren selten mit einem direkten Vermittlungswunsch verknüpft.

In unserer Mitarbeiterbefragung spaltete die Einschätzung der Frage: „Die Psychologen sollten helfen, Konflikte, die es im Personal gibt, zu klären", alle Berufsgruppen (Ärzte, MTAs und Pflegekräfte) in zwei etwa gleich große Lager.

Die Umsetzung der Supervisonswünsche scheiterte durchgängig am geäußerten Mangel an Zeit im klinischen Alltag; in der Realität ist dieses wohl eher auf die Ambivalenz innerhalb der verschiedenen Gruppen zurückzuführen.

Wünsche nach handlungsorientierter Veränderung kamen hauptsächlich von der Abteilungsleitung. Der Wunsch wurde formuliert, daß die Psychologen durch ihre Forschungstätigkeit nicht nur eine Bestandsaufnahme und Analyse, sondern auch konkrete Handlungsanweisungen bezüglich der Patientenversorgung und der Organisation der Abteilung machen sollten.

Neben den Erwartungen und Wünschen der Klinikmitarbeiter dokumentierten wir auch die erfragten und spontan geäußerten Befürchtungen und Vorwürfe gegenüber den Psychologen im Verlauf des ersten Projektjahres.

Bei den Befürchtungen handelte es sich einerseits um landläufig bekannte Stereotype gegenüber Psychologen, wie z.B. der befürchtete „Röntgenblick" oder die Vermutung, Psychologen seien labile oder schwierige Menschen („Psychologen studieren Psychologie, um mit eigenen Problemen besser fertig werden zu können").

Eine wichtige Rolle spielten auch Ängste vor Grenzüberschreitungen und Sendungsbewußtsein der Psychologen; Angst davor, daß die Psychologen, die Mitarbeiter ungefragt analysieren könnten oder versuchen würden, sie in ihrem Sinne zu „missionieren". Auch Ängste vor psychosozialer und fachlicher Kontrolle durch die Psychologen wurden geäußert.

Einige Mitarbeiter hatten die Sorge, daß das Annehmen von Fortbildungs- oder Supervisionsangeboten von Kollegen als „Zugeständnis von Inkompetenz" oder „Schwäche" interpretiert werden könne.

Die Vorwürfe der Klinikmitarbeiter im ersten Projektjahr bezogen sich in erster Linie auf die mangelnde Präsenz der Psychologen in der

Abteilung und auf mangelnde Rückmeldung über die Betreuung der Patienten.

Der Vorwurf der mangelnden Präsenz war aufgrund der häufigen Erkrankung des für die Station verantwortlichen Kollegen und auch aufgrund unserer Forschungsverpflichtungen, die außerhalb der Klinik stattfanden, in den meisten Fällen nachvollziehbar. Auch die Rückmeldung gegenüber den zuweisenden Klinikmitarbeitern wurde als nicht ausreichend empfunden. Viele Mitarbeiter wünschten sich eine institutionalisierte Form der Rückmeldung, wie z.B. Fallbesprechungen.

Die Transparenz der psychologischen Arbeit mit Krebspatienten und die Präsenz in der Abteilung haben am meisten dazu beigetragen, Berührungsängste, Skepsis und Mißtrauen gegenüber psychologischer Betreuung und Forschung abzubauen. Die Transparenz dessen, was wir taten und nicht taten, führte im Verlauf der Arbeit zu fruchtbaren Auseinandersetzungen und verbesserte kontinuierlich die Qualität der Zusammenarbeit innerhalb der Abteilung.

Räume und Atmosphäre in der Abteilung für Strahlentherapie

Das Erleben räumlicher Enge und fehlender Rückzugsmöglichkeiten verbindet Ärzte, MTAs, Pflegepersonal, Psychologen und Patienten miteinander.

Besonders die MTAs leiden unter der Enge ihrer Arbeitsplätze, den vollklimatisierten Räumen und dem Fehlen von Tageslicht. Viele Patienten klagen über Orientierungsschwierigkeiten in den steril wirkenden und sich stets ähnelnden Räumen. Diese Probleme können bereits vorhandene Unsicherheiten, Gefühle des Ausgeliefertseins und der Ohnmacht angesichts der Krebsdiagnose und der notwendigen Strahlentherapie negativ verstärken.

Die manchmal dichte Atmosphäre in engen Räumen hat Auswirkungen auf Patienten und Personal. Patienten fühlten Beklemmungen angesichts ihrer Mitpatienten in Warteräumen und das Klinikpersonal berichtete von negativen Auswirkungen der räumlichen Situation auf die Zusammenarbeit mit Kollegen.

Der einzige Raum, der von Patienten und Klinikpersonal der Abteilung positiv hervorgehoben wurde, ist der Warteraum im Kellergeschoß. Er ist mit Hilfe von Geldmitteln aus der Industrie farbenfroh gestaltet, einzelne Sitzgruppen für Patienten sind durch Stellwände voneinander abgeschirmt. Die Ausleuchtung ist indirekt; es gibt Teppich auf dem Boden, Bilder an den Wänden, Blumen und eine Spielecke für die Kinder.

Psychosoziale Betreuung von Patienten der Abteilung für Strahlentherapie

Während des ersten Projektjahres nahm U. Schlömer an den Frühbesprechungen teil und war täglich mehrere Stunden in der Abteilung präsent. Ein Informationsblatt über unsere psychosozialen Angebote wurde entwickelt und im Aufklärungsgespräch an Patienten weitergegeben. Auf die meisten Patienten wurde sie jedoch direkt vom Klinikpersonal aufmerksam gemacht und um Kontaktaufnahme gebeten. Wichtig war in diesen Fällen zu überprüfen, ob der Betreuungswunsch auch wirklich von den Patienten ausging und nicht dem Gefühl des Überweisenden entsprang, dem Patienten etwas Gutes tun zu wollen.

Die MTAs hatten Hemmungen, aus ihrer Sicht betreuungsbedürftige Patienten an Psychologen zu verweisen bzw. die Patienten auf die Psychologen der Abteilung aufmerksam zu machen. Mehrfach wurde die Sorge geäußert, Patienten mit einem solchen Vorschlag zu kränken, daß sie sich abgeschoben oder in eine „pathologische Ecke" gedrängt fühlen könnten. Mehr als die Hälfte von 23 MTAs hatten in einer Befragung solche Befürchtungen geäußert (Donath 1991).

Insgesamt wurden 73 Strahlentherapiepatienten kontinuierlich betreut und die Erfahrungen in Gesprächsprotokollen dokumentiert .

Die Grunderkrankungen der betreuten Patienten zeigten ein weites Spektrum. Schwerpunkte lagen bei Patienten mit Metastasen nach Brustkrebs, Hirntumoren und kolorektalen Karzinomen. 62 % der betreuten Patienten (45/73) waren wiedererkrankt (Rezidiv) oder in einem fortgeschrittenen Stadium ihrer Krebserkrankung.

74 % der betreuten Patienten (54/73) waren Frauen. Der Anteil der in der Abteilung bestrahlten Frauen betrug dagegen 42 %. In einer Diskussion mit den Ärzten der Abteilung wurde deutlich, daß Frauen — im Gegensatz zu den männlichen Patienten — eher Gefühle wie Unsicherheit und Angst zeigten. Offensichtlich machte dieses Verhalten es den Behandelnden und Betreuenden leichter, auf die Frauen zuzugehen und ihnen psychologische Unterstützung anzubieten.

Insgesamt führte U. Schlömer 349 Gespräche. 74 % Gespräche fanden mit Patienten statt; 26 % waren Gespräche oder briefliche Kontakte mit Ärzten, mit Patienten und Angehörigen, mit Angehörigen allein, mit Patient und Arzt, mit Psychologen, Sozialarbeitern, Pflegepersonal, Laienhelfern und der Deutschen Krebshilfe.

Bei ihrer Arbeitsaufnahme hatte sie gegenüber dem Klinikpersonal keinerlei Betreuungskriterien für Patienten genannt, hatte allerdings die Zuweisungsgründe und Einschätzungen des Klinikpersonals dokumentiert. An erster Stelle stand die Wiedererkrankung, gefolgt von Angstsymptomen.

Die vor Projektbeginn geplanten Betreuungsangebote für Patienten haben sich mit kleinen Änderungen als sinnvoll und praktikabel erwiesen. Folgende Betreuungsangebote wurden im ambulanten Bereich der Abteilung für Strahlentherapie durchgeführt:

- Krisenintervention,
- Supportive Therapie,
- Integrative Therapie mit kreativen Medien,
- Gespräche und Entspannungsübungen zur Angst- und Schmerzreduktion.

Weiterhin wurden die Betreuung von Nachsorgepatienten, Wochenendseminare für krebsbetroffene Menschen und die Begleitung sterbender Menschen sowie die Unterstützung der Angehörigen angeboten und angenommen.

Folgende Betreuungsangebote wurden, da Bedarf bestand, zusätzlich eingeführt:

- Begleitung bei Aufklärungsgesprächen
- Begleitung bei Behandlungsvorbereitungen und Erstbestrahlung
- „Psychische Prophylaxe" (z.B. bei Patienten mit psychiatrischer Vorgeschichte)
- Orientierungshilfe bei Psychotherapiewunsch

Folgende antizipierte Betreuungsangebote wurden weniger oder gar nicht angenommen: Beratungsgespräche und eine Entspannungs- und Gesprächsgruppe für Patienten während der Strahlentherapie.

Die Kontaktaufnahme zu Strahlentherapiepatienten, die sich in einer Krise befanden und nicht nach einer Psychotherapie verlangten, schloß Therapieverträge aus, wie sie in sonst üblichen psychotherapeutischen Settings verabredet werden. Einige Patienten konnten sich anfänglich gar nicht vorstellen, daß ein Gespräch mit einem Psychologen hilfreich sein könne. Sie fühlten sich ausschließlich organisch krank und meinten entsprechend ihren alten Bewältigungsmustern, allein damit fertig werden zu müssen. Es war deshalb wichtig, auf Patienten zuzugehen und ihnen ein individuelles psychosoziales Hilfsangebot zu machen, das den Charakter einer mehr oder weniger intensiven Begleitung hatte: Psychologische Arbeit mit Krebspatienten während der Strahlentherapie bedeutet Begleitung im wahrsten Sinne des Wortes.

Vielen Krebspatienten fiel es schwer, ihre Erfahrungen angesichts ihrer lebensbedrohenden Erkrankung und der notwendigen Strahlentherapie sowie die damit verbundenen Gefühle und Ängste als etwas Normales zu akzeptieren. Angesichts der häufig daraus resultierenden Befürchtung von Patienten „verrückt zu sein" oder „verrückt zu werden", brauchten sie im Rahmen einer Krisenintervention die Bestätigung, daß ihre Gefühle und Reaktionen angesichts ihrer Erfahrungen nachvollziehbar und menschlich waren. Die therapeutischen Interventionen sollten dem Patienten vermitteln, daß er sich trotz seiner chaotischen Gefühle noch im Bereich des „Normalen" befand.

Psychologen und auch Ärzte können hier als „Abgesandte der Normalität" fungieren, die den Kontakt zu Krebspatienten halten, die aus ihrem „normalen" Alltag abzugleiten drohen bzw. bereits abgeglitten sind.

Im Rahmen der stützenden (supportiven) Begleitung von Krebspatienten während der Strahlentherapie hat sich auch das Erklären der Planungs- und Behandlungsabläufe der jeweiligen Strahlentherapie als wichtig erwiesen. Medizinische Kenntnissse und technisches Wissen zum Ablauf der Strahlentherapie sind deshalb für einen psychosozialen Mitarbeiter in einer Abteilung für Strahlentherapie unerläßlich.

Die Integrative Therapie mit kreativen Medien begleitet den Patienten in seinem Prozeß und besitzt durch den Einsatz kreativer Medien ein wertvolles Mittel, einen Zugang zu „sprachlosen", angstbesetzten und tabuisierten Themen zu erhalten (vgl. Petzold 1990).

In der psychotherapeutischen Arbeit mit Patienten war U. Schlömer häufig mit psychischen Reaktionen wie Bagatellisierung, Verdrängung und Verleugnung der Krankheitssituation konfrontiert, die dem momentanen Schutzbedürfnis des Patienten entsprachen. Wichtig war, bei diesen psychischen Abwehrmechanismen in erster Linie den Bewältigungsversuch des Patienten zu sehen und zu akzeptieren, wenn auch die manchmal stark realitätsverzerrende Situation sehr befremdend war. Einige Patienten pendelten zwischen Gefühlsüberflutung und Verdrängung. Eine aufdeckende Psychotherapie war angesichts einer solchen Situation kontraindiziert; es galt mit den Themen zu arbeiten, die der Patient im Gespräch anbot.

Schwerpunktmäßig gilt es, dem Patienten als Gesprächspartner für dessen oft chaotische Gefühlswelt zur Verfügung zu stehen, ihm zu helfen, die heilen – noch „funktionierenden" – Anteile in seinem Leben zu entdecken, das Netzwerk des Patienten auf Unterstützung abzuklopfen und dieses, wenn möglich, zu mobilisieren.

Es gibt jedoch auch Phasen im Krankheits- und Therapieverlauf eines Patienten, in denen es dennoch möglich und hilfreich ist, verdrängte Störungen und Konflikte einfühlsam und dosiert aufzudecken.

Therapeutisch geht es darum, die Motive der im Lebenskontext des Patienten auftauchender Muster, Konstrukte, Lebensstile und Wiederholungszwänge aufzuzeigen; diese zu reflektieren, zu hinterfragen und gemeinsam nach neuen Möglichkeiten der zukünftigen Lebensbewältigung und -gestaltung zu suchen. Eine Um- und Neubewertung lebensgeschichtlicher Zusammenhänge und aktueller Situationen kann so für den Patienten möglich werden. Dies kann zu einer Entlastung von „alten Hypotheken" führen. Auch die Erfahrung vorangegangener überstandener Krisen kann dem Patienten in seiner erneuten Krise von großem Nutzen sein. Grundsätzlich gilt, daß die psychotherapeutischen Interventionen den Strahlentherapiepatienten nicht labiler machen dürfen, als er es ohnehin schon ist.

Aufklärung

Im ersten Projektjahr wurde deutlich, daß jeder Arzt einen ganz persönlichen Aufklärungsstil hat, wobei es wenig Austausch der Kollegen untereinander gab. Inzwischen gibt es eine Arbeitsgruppe, in der Ärzte der Abteilung gemeinsam mit dem Psychologen D. Klusmann Tonbandprotokolle von Aufklärungsgesprächen anhören und analysieren. Die Ergebnisse fließen in die ärztliche Fortbildung während der Frühbesprechungen zurück und fördern so die Diskussion der Ärzte untereinander.

Die Mehrheit der Patienten wünscht sich eine offene Aufklärung, die ihnen Hoffnung läßt. Die Sprache und Wortwahl des Arztes erweist sich deshalb als Balanceakt. Patienten wünschen sich Offenheit, Sensibilität und einen geschützten Rahmen für die Aufklärungsgespräche mit dem Arzt. Sie reagieren auf Bagatellisierungen und „wohltätiges Verschweigen" von schlechten Nachrichten (von denen sie schließlich dennoch erfahren) mit dem Entzug des so wichtigen Vertrauens in den Arzt und in die therapeutische Beziehung.

Aufklärung kann besonders dann Angst reduzieren, wenn sie als ein Prozeß betrachtet wird, der sich von dem eigentlichen Aufklärungsgespräch über die Simulation (Behandlungsplanung) bis zu den einzelnen Bestrahlungen zieht. Es geht darum, den Patienten immer wieder erklärende Hinweise zu geben, sie zu Fragen aufzufordern, sie ihre Ängste verbalisieren zu lassen und ihnen eine Orientierung zu geben.

Folgende Problemfelder zeigten sich im ersten Projektjahr in der Aufklärungssituation von Patient und Arzt: Schwierigkeiten bei der Einschätzung der psychischen Belastbarkeit von Patienten, Kanalisierung der Informationsflut, Unsicherheiten über Behandlungserfolg und Auftreten von Nebenwirkungen, Aussagen über die Prognose und der Umgang mit Verdachts- und Arbeitsdiagnosen.

Manche Reaktionen von Patienten auf die Eröffnung der Diagnose waren schwer nachzuvollziehen. Einige Patienten reagierten scheinbar gleichgültig, verfielen in eine Art Dämmerzustand, verharmlosten ihre Krebserkrankung oder verleugneten sie sogar.

Die Aufklärung von Patienten zeigte sich auch als Konfliktfeld zwischen den Mitarbeitern der Abteilung für Strahlentherapie. Während die Ärzte der Abteilung eher die Auffassung vertraten, die Patienten würden gut aufgeklärt, erlebten das Pflegepersonal und die MTAs dies nicht so. Dies kann u.a. damit zusammenhängen, daß sich die MTAs, Schwestern und Pfleger nicht der vielfältigen möglichen Verdrängungsmechanismen von Patienten bewußt sind und die Patienten deshalb für nicht richtig aufgeklärt halten. Psychologen können in diesem Zusammenhang eine Vermittlerrolle übernehmen.

Strahlentherapie: kurativ und palliativ

Die Ärzte der Abteilung für Strahlentherapie müssen oft erleben, daß die Wirksamkeit der Strahlentherapie von Ärzten anderer Fachgebiete unterschätzt wird, sie deshalb häufig zu spät eingesetzt wird, was dazu führt, daß kurative Therapiemöglichkeiten vertan werden und die Strahlentherapeuten den fortgeschrittenen Krebserkrankungen therapeutisch „hinterlaufen" müssen.

Die Wahl des Strahlentherapiekonzeptes wird in Abhängigkeit von der Grundlagenforschung und wissenschaftlichen Studien, vom Krankheitsstadium und von der Prognose der Patienten sowie von der Einschätzung durch die Ärzte gefällt. Nicht nur Alter und Allgemeinzustand der Patienten, sondern auch die klinischen Erlebnisse der behandelnden Ärzte und die daraus gewonnenen persönlichen Erfahrungen sowie das Maß des persönlichen Involviertsein der Ärzte spielen bei den Therapieentscheidungen eine wichtige Rolle.

Bei der Frage, ob und inwieweit Patienten in den Therapieentscheidungsprozeß einbezogen werden sollen, wird deutlich, daß die Entscheidung in erster Linie in den Händen der Ärzte liegt. Die meisten Patienten willigen in die ihnen vorgeschlagene Therapie ein und fühlen sich überfordert, Risiken und Nutzen einer Strahlentherapie im Falle ihrer Krebserkrankung gegeneinander abzuwägen. Sie fühlen sich nicht kompetent genug und vertrauen darauf, daß die Ärzte nach bestem Wissen und Gewissen eine Therapie wählen, die ihnen mehr nutzt als schadet. Einige wenige Patienten versuchen über eine Reduktion von Nebenwirkungen oder möglicher Spätfolgen zu „verhandeln", lehnen die Therapie im Anschluß an das Aufklärungsgespräch ab oder verbuchen das Einbezogenwerden in die Therapieentscheidung durch die Ärzte sogar als Zeichen von Unsicherheit und Inkompetenz.

Insbesondere Patienten, denen nur ein palliativer Therapieansatz angeboten werden kann, tendieren dazu, dies zu verdrängen, was die Kommunikation zwischen Arzt und Patient zu einem Seiltanz machen kann. Patienten in palliativer Behandlungssituation sind oft nicht in der Lage, Entscheidungen zu fällen, die von sogenannten mündigen Patienten verlangt werden können. Die Akzeptanz ihrer Situation würde beinhalten, daß sie sich der Tatsache stellen, daß ihre letzte Lebensphase unwiderruflich begonnen hat. Für einige Patienten ist dies eine offensichtliche Überforderung, und so flüchten sie sich in Verdrängung oder Verleugnung.

Auf dem Hintergrund des palliativen Therapieansatzes scheinen sich viele Probleme zu verschärfen. Ärzte können unter großen psychischen Druck geraten, weil Patienten sich an sie klammern, in der Hoffnung, daß doch noch ein therapeutischer Ausweg gefunden werden könnte. Das kann dazu führen, daß Ärzte glauben, weitere Therapie anbieten zu müssen. Nur wenige Patienten sind offensichtlich in der Lage, von sich aus Signale zum Beenden einer Therapie zu geben. Solange die Ärzte noch mögliche Therapien in Aussicht stellen oder anbieten, halten die Patienten an der Hoffnung fest, daß noch eine Chance auf Lebensverlängerung oder sogar auf Heilung besteht.

Die besondere Rolle des palliativen Therapieansatzes und die damit verbundenen Therapiekonzepte und -entscheidungen führten innerhalb der Abteilung für Strahlentherapie immer wieder zu Konflikten. Vor allem das Pflegepersonal und die MTAs vertraten die Auffassung, daß die Strahlentherapie auch dann noch fortgesetzt werden würde, wenn weder eine Heilung noch eine Verbesserung der Lebensqualität zu erwarten sei.

Bedingungen, die das Therapieerleben von Strahlentherapiepatienten beeinflussen können

Das Therapieerleben wird von den therapiebedingten Unsicherheiten, wie die fehlende Garantie des Therapieerfolges und der möglichen Nebenwirkungen und Spätfolgen der Strahlentherapie beeinflußt. Je eingreifender die im Aufklärungsgespräch genannten Nebenwirkungen und Spätfolgen, desto größer die Erwartungsängste. Einigen Patienten gelingt es allerdings, das im Aufklärungsgespräch Gehörte zu verdrängen.

Auch die Art der Bestrahlungsgeräte, die Dauer der Bestrahlungszeit, der Ablauf der Organisation und verunsichernde Erlebnisse, insbesondere ein Geräteausfall und lange Wartezeiten angesichts der vielen Mitpatienten haben großen Einfluß darauf, wie ein Patient seine Strahlentherapie erlebt.

Wenn die Nebenwirkungen real auftreten, zeigt sich, daß sie die meisten Menschen tief treffen. Vorstellungsvermögen und Erleben von Haarausfall und Geschmacksverlust scheinen weit auseinanderzuklaffen und können die Patienten psychisch sehr stark labilisieren.

Wenn sie das Maß des Erträglichen für einen Patienten überschreiten, kann dies zu einem Mißtrauen in die ärztliche Kompetenz führen. Einige Patienten können sich nicht vorstellen, daß „Spezialisten die Nebenwirkungen nicht im Griff haben". Abbruchsphantasien treten vor allem in dieser Phase der Strahlentherapie auf, werden allerdings kaum in der Realität umgesetzt.

Das Erleben der Therapie wird stark von den Vorerfahrungen, Bildern und auch vom Sprachgebrauch bezüglich der Strahlentherapie beeinflußt. Nicht nur die Medizin und die Medien, auch Patienten benutzen Worte, die eher mit Aggression und Krieg als mit Therapie und Heilung verknüpft sind. Die Bilder, die Patienten mit der Strahlentherapie assoziieren, haben häufig etwas Unbeherrschbares und Vernichtendes. Besondere Probleme scheinen Menschen mit einer grundsätzlichen kritischen Haltung gegenüber Strahlung und Kernenergie zu haben.

Die fehlende Kontrolle bei nicht vorhandenem Sinnesorgan für die Strahlen kann die Selbstbeobachtung schärfen, was zu durch Angst verursachten körperlichen Symptomen führen kann, die dann von den Strahlentherapiepatienten häufig als Nebenwirkungen der Strahlentherapie interpretiert werden.

Das Therapieerleben wird nicht nur von Erwartungsängsten geprägt, sondern auch von der mit der Krebserkrankung verbundenen Angst vor Schmerzen und Siechtum. Einige Menschen leiden unter Ängsten vor räumlicher Enge, die ihnen die Strahlentherapie erschwert. Andere Patienten müssen erleben, daß während der Strahlentherapie Traumen aktualisiert werden, die massive Irritationen und Ängste auslösen können, wie z.B. zurückliegende Kriegs-, Lager-, Flucht- und Gewalterlebnisse.

Tod und Sterben

Während die MTAs und das Pflegepersonal in unserer Mitarbeiterbefragung mehrheitlich der Auffassung waren, daß Psychologen sich insbesondere um sterbende Patienten kümmern sollten, lehnte die Mehrheit der Ärzte diese Einstellung ab.

Den Ärzten im ambulanten Bereich der Abteilung für Strahlentherapie ging es in den meisten Fällen nicht darum, „Sterbende" an die Psychologin zu überweisen, sondern Patienten, die mit der Enttäuschung einer Wiedererkrankung und der schwindenden Hoffnung auf Heilung oder Lebensverlängerung zurechtkommen mußten.

Der Wunsch nach einer Auseinandersetzung mit dem Thema „Tod und Sterben" wurde von Abteilungsmitarbeitern immer wieder formuliert; wir kamen diesem Wunsch in Fortbildungsveranstaltungen nach.

In der Begleitung von Sterbenden kristallisierten sich folgende wichtige Themen heraus: Angst vor Schmerzen, Siechtum und Isolation; Suche nach Sicherheit und Rückzug im Krankenhaus; Angst vor dem Sterben und das Gefühl, „etwas tun zu müssen" und Kommunikationsprobleme mit den Angehörigen.

Der Faktor „Hoffnung" spielte in der Begleitung Schwerkranker und Sterbender eine interessante und manchmal erstaunlich Rolle. Die Hoffnung, noch etwas länger leben zu können, wieder etwas selbständiger werden zu können, den Krebs vielleicht noch einmal zum Stillstand zu bringen, scheint oft erst mit dem physischen Tod des Menschen zu sterben. Alternative Therapien fungierten in der letzten Lebensphase häufig als wichtige Hoffnungsträger.

Im klinischen Alltag wurde deutlich, daß das Sterben und das Abschiednehmen im Krankenhaus keinen angemessenen Raum hat, und zwar sowohl räumlich als auch zeitlich.

Im Umgang mit sterbenden Menschen waren bei dem behandelnden Team und bei den Angehörigen vor allem zwei Strategien zu beobachten: Aktivismus und Rückzug. Beide Verhaltensweisen führten dazu, daß der Patient keine Gesprächspartner fand, die bereit waren, mit ihm über sein gelebtes Leben, seinen nahenden Tod und die damit verbundenen Wünsche und Ängste zu sprechen.

Für eine Annäherung an das Thema „Tod und Sterben" ist eine selbsterfahrungsorientierte Auseinandersetzung wichtig. Als Konsequenz haben wir ein Seminar mit dem Thema „Leben mit dem Abschied" entwickelt, das im Rahmen der Innerbetrieblichen Fortbildung des Universitätskrankenhauses von der Soziologin M. Frost und der Psychologin U. Schlömer durchgeführt wurde.

Fortbildung und Gruppenangebote für Klinikmitarbeiter, Patienten und Selbsthilfegruppen

Als interessant und wichtig erwiesen sich die Erfahrungen mit „ad-hoc"-Fortbildungen im klinischen Alltag, die in der täglichen Klinikroutine geschehen. Diese Art, psychologisches oder psychoonkologisches Wissen – orientiert am Einzelfall – in eher kleinen Gruppen zu vermitteln, war gut durchführbar und löste Fortbildung aus ihrer Sonderrolle, integrierte sie in den normalen Ablauf des klinischen Alltags.

Unsere institutionalisierte abteilungsinterne Fortbildung im Jahre 1990 wurde zweiphasig durchgeführt. Die erste Phase galt der Einstimmung auf medizinpsychologische und psychoonkologische Themen, wobei u.a. die Beobachtungen der Psychologen zum Thema Aufklärung und Therapieerleben mit den Teilnehmern diskutiert wurden. Die zweite Fortbildungsphase diente der Präsentation und Diskussion der Ergebnisse der von uns durchgeführten Mitarbeiterbefragung; Forschungsergebnisse flossen direkt in den klinischen Alltag zurück.

Die Angebote eines Mitarbeiterseminars innerhalb der Abteilung und eines Entspannungs- und Gesprächsgruppe für Patienten der Abteilung fanden keine Resonanz.

Bei dem Angebot des Mitarbeiterseminars war die Autorin auf geäußerte Wünsche von Abteilungsmitarbeitern nach „Entspannung nach getaner Arbeit" eingegangen. Die Absicht war, das Entspannungsangebot mit einer Informationsvermittlung über Möglichkeiten psychoonkologischer Arbeit zu verknüpfen. Obwohl der Zeitraum vom Abteilungsdirektor als Arbeitszeit anerkannt wurde, versandete das Angebot nach nur kurzer Zeit. Als Begründung wurde von Klinikmitarbeitern in erster Linie Zeitknappheit und organisatorische Probleme genannt. Ein weiteres gescheitertes Seminarangebot für die MTAs der Abteilung zeigte allerdings, daß zumindest in dieser Berufsgruppe zum damaligen Zeitpunkt Spannungen bestanden, die eine „gemeinsame Entspannung" und einen Austausch über eher private Dinge nicht zuließ.

Bei dem Entspannungs- und themenzentrierten Gesprächsangebot für die Patienten während der Strahlentherapie, das von einem Arzt der Abteilung und U. Schlömer angeboten wurde, wurde übersehen, daß viele Patienten während der laufenden Therapie ein sehr großes Ausmaß an Energie für die Bewältigung und Organisation des Alltags und für die Verdrängung und Abwehr von Ängsten benötigen.

Das psychoonkologische Team führte ein Fortbildungsseminar für Klinikpersonal durch, das in Zusammenarbeit mit der „Innerbetrieblichen Fortbildung" des Universitätskrankenhauses Hamburg-Eppendorf stattfand und folgende Leitgedanken und Ziele hatte:

- Kompetenzförderung im Umgang mit krebsbetroffenen Menschen,
- Selbsterfahrung (Reflexion eigener Einstellungen, Erlebensweisen und eigener Anteile im Umgang mit krebsbetroffenen Menschen),
- Gesundheitsförderung (Wie bleibe ich angesichts der Belastungen gesund?),
- Netzwerkförderung (Klinische Mitarbeiter „lernen" von Krebsbetroffenen und erfahren, welche Institutionen welche Arten von Unterstützung für krebsbetroffene Menschen anbieten).

Die Resonanz fiel sehr positiv aus. Die Teilnehmer fühlten sich ernst genommen, da wir mit den Themen arbeiteten, die sie wirklich berührten. Der Erfahrungsaustausch im Kreise von Kollegen aus anderen Abteilungen des Universitätskrankenhauses, das Kennenlernen von Entspannungs-, Atem- und Bewegungsübungen mit musiktherapeutischen Elementen und die Gespräche mit Krebsbetroffenen während des Seminars wurden als Bereicherung und Entlastung empfunden.

Weiterhin boten wir ein Wochenendseminar für Krebsbetroffene an. Im Vorfeld des Angebotes war viel „Vertrauensbildung" notwendig.

Gespräche, Entspannungs-, Imaginations- und Körperwahrnehmungsübungen sowie die Arbeit mit kreativen Medien bildeten inhaltliche Schwerpunkte dieses Seminars. Auch hier arbeiteten wir mit den Themen, die die Krebsbetroffenen mitbrachten und ernteten durchweg positive Rückmeldungen: Die offene und gelöste Atmosphäre, der persönliche themenzentrierte Austausch von Erfahrungen, die Möglichkeit der Selbstreflexion und die anderen als „Spiegel" zu haben, sich gesehen und aufgehoben zu fühlen im Kreise von Menschen, die ebenfalls krebsbetroffen sind und die erlebte Toleranz bei unterschiedlichen Auffassungen wurden im Rückmeldebogen als besonders wichtige Erlebnisse im Verlauf des Seminars angeführt.

Netzwerkaktivitäten und Netzwerkförderung

Die Zusammenarbeit und der Erfahrungsaustausch mit Mitarbeitern klinikinterner Betreuungsinstitutionen (Sozialdienst, Klinikseelsorge und Laienhelfer) und den Mitarbeitern der „Innerbetrieblichen Fortbildung" des Universitätskrankenhauses Hamburg-Eppendorf, mit Fachkollegen in entsprechenden psychoonkologischen Arbeitskreisen und der Gesundheitsbehörde Hamburg sowie mit Mitgliedern von Selbsthilfegruppen hat sich als bereichernd für die psychoonkologische Arbeit und auch als ein wichtiger Beitrag zur eigenen „Psychohygiene" erwiesen.

Die „Welt der Strahlentherapie" und die „Welt der Krebspatienten"

Während sich die Ärzte – bei aller Empathie für ihre Patienten – in einer Routinewelt bewegen, ist für die meisten Patienten auf der Erlebnisebene alles neu und oft auch beunruhigend.

Viele Patienten tendieren dazu, nach außen hin Fassung zu wahren und vermeiden es, ihre Ängste und auch ihr Mißtrauen gegenüber der Technik im ärztlichen Gespräch zu thematisieren.

Nebenwirkungen, körperliche Probleme und Unsicherheitsgegefühle im Verlauf der Strahlentherapie können zu neuen psychischen Krisen oder zur Aktualisierung von alten Krisen von Patienten führen. Den meisten Patienten gelingt es, die vielfältigen Belastungen, die mit ihrer Krebserkrankung und der notwendigen Strahlentherapie verbunden sind – auch mit Hilfe von Verdrängungsmechanismen – zu bewältigen. Einige Patienten erleben während der Strahlentherapie allerdings eine derart massive psychische Labilisierung, daß eine Krisenintervention oder eine Therapiebegleitung notwendig wird.

Die folgende Beschreibung einer Krisenintervention und einer Therapiebegleitung von U. Schlömer soll ein exemplarisches Beispiel für die psychologische Arbeit in einer Abteilung für Strahlentherapie geben: *„Leben mit der Ungewißheit".*

Fallbeispiel

Geschichte der Kontaktaufnahme

Frau B., 25 Jahre alt, wurde zur postoperativen Bestrahlung ihres Hirntumors, eines gemischtzelligen Astrozytoms, WHO Grad III, der Abteilung für Strahlentherapie zugewiesen. Im Rahmen des Aufklärungsgesprächs wurde sie über die Notwendigkeit, die Risiken und die Nebenwirkungen der Strahlentherapie aufgeklärt: Konzentrationsstörungen, Kopfschmerzen und Übelkeit, Haarausfall, Hypophysenstörung, Möglichkeit der Erblindung und Gefahr einer Nekrose von Hirngewebe.

Sie wirkte nach Ausssage des aufklärenden Arztes zuerst gefaßt, dann aber äußerte sie Angst vor der Strahlentherapie und begann heftig zu weinen. Der aufklärende Arzt bot ihr an, einen Kontakt zu mir herzustellen, was sie sofort annahm. Der telefonische Kontakt zur Beratungsstelle wurde im Beisein der Patientin hergestellt. Ich bot der Patientin meine Unterstützung im Gespräch an und wir verabredeten uns am gleichen Tag in der Abteilung für Neurochirurgie, wo sie stationär aufgenommen war.

Wenn ich Patienten in anderen Kliniken des Universitätskrankenhauses betreue, ist mein erster Gang zum behandelnden Arzt und zum Pflegepersonal. Ich stelle mich vor und bitte um die persönliche Einschätzung der Situation des Patienten.

Auf diesem Weg erhalte ich schon im Vorfeld wichtige Informationen über die Prognose, die Krankheitsverarbeitung und das soziale Umfeld des Patienten. Das, was die klinischen Bezugspersonen eines Patienten berichten, entspricht natürlich nicht immer der Realität.

So berichtete mir der Arzt z.B., daß die Mutter von Frau B. sich im Gespräch mit ihm sehr rational, fast kalt mit der lebensbedrohlichen Situation ihrer Tochter auseinandergesetzt habe. Er meinte: „Da stimmt doch irgendwas nicht!" Auch der Freund verhalte sich merkwürdig. Der Arzt habe ihm mehrfach ausrichten lassen, daß er ihn sprechen wolle, damit der Freund wisse, was auf ihn zukäme, aber bislang sei er nicht aufgetaucht.

Die Mutter berichtete mir später, daß sie in der Zeit der Diagnoseeröffnung und Operation ihrer Tochter einen nervlichen Zusammenbruch erlitten habe, worauf ihr Hausarzt ihr starke Beruhigungsmittel verschrieben habe. Ihrer Tochter hatte sie dies nie erzählt, hatte immer die tapfere und zuversichtliche Mutter gespielt. Die vom Arzt empfundene Kälte der Mutter war also kein Zeichen von emotionaler Unbeteiligtheit.

Der Freund hatte durch die Patientin von ihrer wenig hoffnungsvollen Prognose erfahren. Ich erfuhr, daß sein Vater vor zwei Jahren an einem Hirntumor gestorben war. Er hatte ihn zusammen mit seiner Mutter gepflegt und den Krankheitsverlauf hautnah miterlebt. Seine anfängliche Flucht vor der ärztlichen Bestätigung des befürchteten Desasters war gut nachzuvollziehen. Seine Freundin besuchte er täglich.

Wichtig ist, den Ärzten, dem Pflegepersonal und Krankengymnasten Rückmeldung über solche Divergenzen zwischen Wahrnehmung und Realität zu geben.

Das Erstgespräch

Bei meinem ersten Besuch erlebte ich Frau B. aufgelöst und unter Tränen, die sie niederzukämpfen versuchte. In solchen Situationen geht es für mich erst einmal darum, ein Ventil zu schaffen und „Erlaubnis" für die Tränen zu geben. Es ist oft hilfreich, mit verständnisvollen Worten zu zeigen, daß ich um die Situation weiß und den seelischen Zusammenbruch nicht als Schwäche sehe, für den man sich schämen muß.

Ich versuche, dem Patient das Gefühl zu geben, daß er allen Grund hat so zu fühlen, wie er gerade fühlt: Angst und Verzweiflung. Ich bemühe mich, eine Atmosphäre zu schaffen, in der er weinen kann, ohne sich dafür gleich entschuldigen zu müssen.

Wenn der Patient sichtbar seine Tränen niederkämpft, spreche ich das an und sage zum Beispiel: „Sie müssen ihre Tränen nicht runterschlucken, die wollen jetzt mal geweint werden und das ist in Ordnung so!" Ich habe nie erlebt, daß Patienten sich aufgrund einer solchen Intervention in „Tränen aufgelöst" haben und nicht mehr zu beruhigen waren, wie dies viele Menschen befürchten.

Erst wenn dieses Ventil geöffnet worden ist, gehe ich langsam auf Stabilisierungkurs. Wenn kein offensichtliches Thema im Raum ist, lasse ich die Geschichte der Erkrankung aus Sicht des Patienten erzählen. Ich erhalte so oft wichtige Informationen über das eigene Krankheitserleben, die eigenen Theorien über die Krebserkrankung und die bisherigen Erlebnisse mit Ärzten und dem sozialen Umfeld.

Die Vorgeschichte

Vor der Krebsdiagnose im April 1992 hatte Frau B. innerhalb eines halben Jahres etwa 5 kg an Gewicht verloren. Ihr war der Gewichtsverlust willkommen gewesen und es hatte ihr auch keine Sorge bereitet. Sie hatte die Gewichtsabnahme darauf zurückgeführt, daß für sie ein neuer Lebensabschnitt begonnen hatte: die erste gemeinsame Wohnung mit ihrem Freund und eine verantwortliche Position in ihrem Beruf als Export-Kauffrau.

Seit Januar 1992 hatte sie hin und wieder Kopfschmerzen. Zuerst hatte sie diese als Reaktion auf vermehrte Computerarbeit und den Druck am Arbeitsplatz interpretiert. Der Arzt, den sie schließlich aufsuchte, bestätigte sie in ihrer Theorie und empfahl ihr Gymnastik. Sie kam der Empfehlung nach und machte mehr Sport.

Die Tumordiagnose, die Operation und die Folgen

Die Kopfschmerzen häuften und verstärkten sich. Nachdem Frau B. weitere 2 kg an Gewicht verloren hatte und hin und wieder unter Übelkeit litt, suchte sie im April 1992 einen anderen Arzt auf. Dieser Arzt äußerte die Verdachtsdiagnose eines Hirntumors. Frau B. erschien das „völlig abwegig", einfach „unvorstellbar". Eine Computertomographie bestätigte den Verdacht. Ende April wurde sie in der Abteilung für Neurochirurgie des Universitätskrankenhauses Eppendorf operiert. Der Tumor konnte nur makroskopisch entfernt werden. Die Histologie ergab ein gemischtzelliges Astrozytom, WHO Grad III.

Die Diagnose hatte Frau B. nach eigener Aussage „wie neben sich stehend" aufgenommen; die Operation als „notwendig und unabwendbar" verarbeitet. Sie sagte: „Wenn der Tod die Alternative ist, hat man keine Wahl!"

Sie erzählte mir, daß sie vor der Operation wenig Angst empfunden habe. Einigen Menschen gelingt es angesichts lebensbedrohlicher Situationen sehr gut, ihre Ängste abzuspalten. Der Arzt in der Neurochirurgie hatte ihr während des Aufklärungsgespräch zwar mitgeteilt, daß sie mit Lähmungen als Folge der Operation zu rechnen hätte. Frau B. hatte dies aber schnell wieder verdrängt. Es war für sie „nicht vorstellbar".

Frau B. wurde Ende April operiert und erwachte nach der Operation linksseitig gelähmt auf der Intensivstation. Sie war verzweifelt; die Verzweiflung steigerte sich, als der Arzt ihr mitteilte, daß ihre Prognose nicht gut sei und eine Strahlentherapie durchgeführt werden müsse.

Bis zu diesem Zeitpunkt hatte sie gehofft, daß mit der Operation „alles wieder gut sei" und sie in einer Reha-Klinik „wieder fit" werden könne.

Frau B. war von ihrer Hirntumorerkrankung überrascht worden, als sie im Begriff war, selbständig zu werden. Seit einem halben Jahr lebte sie mit ihrem Freund in einer gemeinsamen Wohnung und seit kurzem besaß sie ihr erstes eigenes Auto: Zeichen von Selbständigkeit und Mobilität. Jetzt saß sie im Rollstuhl, abhängig von anderen Menschen und erlebte, daß sie von ihren Eltern wieder als die „kleine Tochter" behandelt wurde und daß die Eltern ihren Freund nicht als ihren Lebenspartner akzeptierten.

Die Krebserkrankung hatte ihr ganzes Lebenskonzept über den Haufen geworfen und stellte auch die Zukunft in Frage.

Verabredeter Betreuungskontrakt und der Betreuungsverlauf

Das Ergebnis des Erstgesprächs war die Verabredung mit Frau B., sie durch die Bestrahlungsvorbereitungen zu begleiten und ihr als Gesprächspartnerin zur Verfügung zu stehen. Während dieser Zeit waren die Hauptthemen unserer Gespräche: Leben mit der körperlichen Behinderung und der Ungewißheit um den weiteren Krankheitsverlauf.

Der Arzt in der Neurochirurgie hatte Frau B. darüber aufgeklärt, daß es wahrscheinlich sei, daß der Tumor trotz der postoperativen Bestrahlung wieder wachsen würde. Die Vorstellung, daß dies trotz der Inkaufnahme der Nebenwirkungen einer Strahlentherapie passieren könnte, den Spezialisten fast als unabwendbar erschien, war zu diesem Zeitpunkt für sie nicht zu verkraften. Frau B. beschloß trotzig: „Bei mir wird das nicht der Fall sein!" und funkelte mich herausfordernd an, Stellung zu beziehen. Ich habe mich damals nicht auf diese Ebene eingelassen und geantwortet, wie ich mich fühlte, nämlich, daß ich ihr das von Herzen wünsche.

Die Behandlungsplanung war außerordentlich umfangreich. Die Planung wurde zur Minimierung der Nebenwirkungen und möglichen Spätfolgen mehrfach modifiziert. Obgleich die notwendigen Veränderungen jedes Mal von den Ärzten erklärt wurden, stieg in ihr das Gefühl der Verunsicherung.

Die Kommunikation der Ärzte und MTAs während der Simulation kann von Patienten immer auf zweierlei Weise verbucht werden. Entweder: Hier wird alles genau genommen; das Beste wird für mich herausgeholt, oder aber: Die scheinen sich nicht einig zu sein; hoffentlich wissen sie, was sie tun. In beiden Fällen liegt ein massives Gefühl der Ohnmacht zugrunde, das dem Bedürfnis nach Sicherheit direkt entgegenwirkt.

Hilfreich ist es für Patienten, wenn sie dann Ansprache haben: „Wie geht es Ihnen? Wie fühlen Sie sich?" oder, wenn die Verunsicherung sichtbar ist: „Was geht Ihnen gerade durch den Kopf?"

Aber selbst das Gefühl der Patienten, daß die umfangreiche Behandlungsplanung Millimeterarbeit zum Wohle der Patienten ist, kann in Verunsicherung und Angst umschlagen.

So erlebte ich Frau B. bei einem Besuch als sehr unruhig und es dauerte eine Weile, bis sie mir erzählte, was los war, weil sie sich „ängstlich und gleichzeitig dumm" fühlte. Frau B. hatte ihre wiedergewonnene Bewegungsfähigkeit überschätzt und war bei dem Versuch sich niederzuknien gestürzt, dabei hatte sie sich den Kopf am Schrank angeschlagen. Nun hatte sie die Phantasie und die Befürchtung, daß ihr Gehirn nicht mehr so liegen würde wie vorher und die aufgezeichneten Bestrahlungsfelder auf der Maske nicht mehr mit den errechneten Bestrahlungsfeldern übereinstimmen würden. Ich konnte sie in diesem Punkt beruhigen, vermittelte ihr aber auch, daß ich ihre Phantasien angesichts der erlebten „Millimeterarbeit" in der Diagnostik- und Planungsphase nachvollziehen könne.

Zu Beginn der sechswöchigen Bestrahlung litt Frau B. anfänglich unter Kopfschmerzen und leichter Übelkeit; nach medikamentöser Behandlung traten diese Symptome nur noch sehr selten auf. Hin und wieder hatte sie Konzentrationsstörungen beim Lesen und ein pochendes Gefühl in den Ohren.

Am belastendsten empfand sie den Verlust ihrer Haare. Obgleich ihr rational bewußt war, daß sie die Haare durch die Strahlentherapie verlieren würde, faßte sie die Hoffnung, daß „dieser Kelch an mir vorübergeht", nachdem während der ersten vierzehn Tag nichts passiert war. Als sie dann eines Morgens die Haare beim Kämmen büschelweise verlor, war das für sie ein Schock.

Mit fortschreitender Strahlentherapie stellte sich für die Patientin eine Routine ein, so daß eine derart engmaschige psychologische Begleitung und Betreuung wie zu Beginn der Strahlentherapie nicht mehr notwendig war. Frau B. wünschte sich aber weitere psychologische Betreuung durch mich. Wir vereinbarten zweimal wöchentlich weiterführende Gespräche.

Während der Zeit der Strahlentherapie konnte Frau B. stationär in der Neurochirurgie bleiben. Das hatte den Vorteil, daß sie in der außerordentlich guten krankengymnastischen Behandlung bleiben konnte, bei der sie enorme Fortschritte machte. Sie konnte bald wieder gehen, aber die grobe Kraft im linken Ober- und Unterarm war nach wie vor stark eingeschränkt und die linke Hand vollkommen gelähmt.

Auf Dauer hatte der stationäre Aufenthalt in der Neurochirurgie den Nachteil, daß sie permanent mit neuen Bettnachbarinnen konfrontiert wurde, die häufig angstvoll auf ihren Operationstermin warteten.

Ihre Erlebnisse im Krankenhaus gaben u.a. Anstoß zur Auseinandersetzung mit folgenden Themen:

- Leben mit ihrer körperlichen Behinderung angesichts ihrer täglichen Erlebnisse der Erfolge und Grenzen der krankengymnastischen Behandlung und mit den Reaktionen ihrer Mitmenschen: Eines Tages hatte sie, im Rollstuhl sitzend, eine Stunde auf den Transport gewartet. Während dieser Wartezeit hatten sie viele offene, aber auch kaschierte mitleidsvolle Blicke getroffen, was sie im Schutz ihres Krankenzimmers bislang nicht erlebt hatte und was sie sehr erschüttert hatte.
- Sterben und Tod, nachdem ein Mitpatient, mit dem sie zusammen auf der Intensivstation gelegen hatte und den sie einige Male besucht hatte, gestorben war.
- Die Möglichkeit einer Wiedererkrankung angesichts der Tatsache, daß eine Bettnachbarin wegen eines Rezidivs operiert werden mußte.

Gespräch mit den Angehörigen

Während der Betreuung von Frau B. erhielt ich eines Tages einen Anruf von ihrer Mutter. Sie fragte mich: „Sie sind doch auch für Angehörige da?" Ich bejahte das und Frau B. sagte: „Mein Mann und ich haben Urlaub, wir brauchen Hilfe, können wir morgen kommen?" Es klang so alarmierend, daß ich sofort zusagte und wir einen Termin abmachten. Erst anschließend wurde mir die Brisanz der Situation bewußt. Ich konnte unmöglich mit den Eltern über ihre Tochter sprechen, andererseits glaubte ich, daß ein Gespräch mit den Eltern sowohl für die Eltern als auch für die Beziehung zu ihrer Tochter hilfreich sein könnte.

Ich besuchte Frau B. in der Hoffnung, daß sie über die Absicht ihrer Eltern, mich aufzusuchen, informiert sei. Das war offensichtlich nicht der Fall und ich entschloß mich, ihr davon zu erzählen. Sie reagierte sehr überrascht, dann ärgerlich, vertrat aber schließlich die Auffassung, daß ihren Eltern ein Gespräch bestimmt gut tun würde. Ich sicherte ihr zu, alles, was sie mir gesagt hätte, vertraulich zu behandeln.

Das Gespräch mit ihren Eltern begann ich, indem ich meine Schwierigkeiten mit der Situation ansprach. Ziel der Intervention war, deutlich zu machen, daß ich ihre Tochter als erwachsene und selbständige Frau wahrnahm.

Während die Mutter von Frau B. im Gespräch über die Unsicherheit der Prognose in Tränen ausbrach, rang der Vater um Fassung und stabilisierte sich immer wieder durch ein Festhalten an organisatorischen Problemen, wie z.B. der Einleitung einer geplanten Rehabilitationsmaßnahme.

Wir sprachen über die Erkrankung ihrer Tochter und über das bisherige Verhalten der Eltern. Sie hatten alle Hebel in Bewegung gesetzt, um mehr Wissen und Sicherheit über die Erkrankung und Prognose ihrer Tochter zu erlangen. Je mehr Wissen sie aber angehäuft hatten, je mehr Fragen sie gestellt hatte, desto schmerzlicher wurde ihnen bewußt, daß niemand ihnen wirkliche Sicherheit im Sinne von 100 %igen verbindlichen Aussagen und vor allem nicht die sehnlichst gewünschte Beruhigung geben konnte.

Ihrer Tochter hatten sie nur das tapfere und zuversichtliche Gesicht gezeigt. Im Gespräch machte ich deutlich, daß es natürlich hilfreich für die Patientin sei, daß ihre Umgebung Zuversicht zeige, daß aber eine Haltung wie: „Es wird schon alles wieder gut!" u.U. dazu führen könne, daß die Patientin mit den Ängsten, die jeder Mensch in einer solchen Situation habe, „hinter dem Berg halten würde".

Erfahrungsgemäß sprechen Menschen angstbesetzte und traurige Themen nur an, wenn sie glauben, daß ihr Gegenüber bereit ist, sich auch auf ein schmerzhaftes Gesprächsthema einzulassen.

Das für Nichtkrebsbetroffene Vorstellbare ist für viele Patienten unfaßbar: Das gilt sowohl für die Diagnose, die Operationsfolgen, die Prognose, wie auch für die Nebenwirkungen und möglichen Spätfolgen einer Strahlentherapie. Es darf also nicht verwundern, daß Patienten psychisch dekompensieren, obwohl sie doch „über alles aufgeklärt" worden sind. Psychologen können den Patienten helfen, das Unfaßbare, wenn es eingetreten ist, im Gespräch zu verarbeiten.

Wirkliche Gewißheit ist nicht zu realisieren: Trotz menschlichen Bemühens und angestrebter technischer Perfektion kann niemand den Patienten eine 100 %ige Sicherheit geben. Es gibt keine definitive Antwort auf Fragen wie:

- Wann werden die Haare ausfallen?
- Werde ich blind werden?
- Wird der Tumor weiterwachsen?
- Werde ich meine Hand wieder benutzen können?
- Werde ich meinen Beruf wieder ausüben können?

Es gilt, Ängste – wenn möglich – zu entschärfen; aber es gilt auch diese offenen Fragen zusammen mit dem Patienten auszuhalten. Die Tatsache, daß die behandelnden und betreuenden Menschen sich nicht entziehen oder in Beschwichtigungen flüchten, ist eine wirkliche Unterstützung für den Patienten, der sich dann in seiner Verzweiflung und Angst ernstgenommen fühlt.

Psychologen können im klinischen Alltag eine wichtige Vermittlerrolle zwischen den Erlebniswelten des Klinikpersonals, der Angehörigen und der Patienten einnehmen.

Literatur

Donath H (1991) Die Arbeitssituation von Medizinisch-Technischen AssistentInnen in der Strahlentherapie. Diplomarbeit, Universität Hamburg

Petzold HG (1990) Überlegungen und Konzepte zur Integrativen Therapie mit kreativen Medien und einer intermedialen Kunstpsychotherapie. In: Petzold HG, Orth I (Hrsg) Die neuen Kreativitätstherapien. Handbuch der Kunsttherapie, Bd II. Junfermann Verlag, Paderborn

Krankenhaushierarchie und Bewältigungsmechanismen bei Karzinompatienten

I. Schreiner-Frech und M. Langer

Zusammenfassung

In einer Pilotstudie wurden 12 Angehörige des nachgeordneten Personals (7 Turnusärzt-Innen, 4 Krankenschwestern,1 Krankenhaus-Lehrerin) interviewt. Die Gesprächsinhalte betrafen das Arzt-Patientenverhältnis und die Diagnoseaufklärung bei KrebspatientInnen, Arbeitszufriedenheit und Erleben hierarchischer Konflikte sowie Beobachtungen von Bewältigungsverhalten bei PatientInnen.

Es zeigte sich, daß die überwiegende Mehrzahl der Interviewten stark unterschiedliche Ansichten gegenüber ihren Vorgesetzten über die Arzt-Patienten-Beziehung und die Aufklärung von Krebspatienten hatten. Dies führte zu schlecht ansprechbaren Hierarchiekonflikten und Reaktionsbildungen, etwa innerem Rückzug. Gegenüber ihren Vorgesetzten empfanden sich die Turnusärzte in einer „double-bind" Situation.

Bei den PatientInnen konnten Anzeichen für eher als ungünstig eingestufte Bewältigungsmechanismen, wie Spaltung, Agieren oder mangelnde Compliance, beobachtet werden. Hinsichtlich dieses Verhaltens gab es deutliche Ähnlichkeiten mit dem nachgeordneten Personal, die zu einer teilweisen Solidarisierung führten.

Für den Routine-Spitalsbetrieb schließen wir, daß die als wirksam anerkannten Strukturmaßnahmen, wie Teambesprechungen, Fallsupervision, klare und auch für PatientInnen transparente Kommunikation, auch tatsächlich in die Praxis umgesetzt werden sollten.

Schlüsselwörter: Arzt-Patienten-Beziehung, Diagnosemitteilung, Krankheitsbewältigung, Hierarchie

Summary

In a pilot study we interviewed 12 lower rank hospital staff members (7 MD interns, 4 nurses and 1 hospital teacher). The interviews dealt with patient-doctor interaction and the information about the diagnosis of cancer patients, job satisfaction and hierarchical conflicts as well as observations of coping and defense strategies of the patients.

A wide majority of the interviewed staff held markedly different views about patient-doctor relationship and patient information than did their seniors. This led to hierarchy conflicts which were difficult to deal with and to the formation of reactions, like "inner emigration". Interns experienced a "double-bind" towards their seniors.

Our interview partners observed signs of coping and defense mechanisms, which commonly are assumed to be unfavorable, like splitting, acting out and lack of compliance. Concerning these mechanisms there were striking similarities to the lower rank staff members, which led to a partial solidarisation between these two groups.

We conclude that for routine hospital management those structural changes should finally be brought about that already have been acknowledged to be effective, anyway. Among them are team meetings, case supervision, and open communication between different hierarchy levels which is transparent for the patients as well.

Keywords: Patient doctor relationsship, information about diagnosis, coping and defense hierarchy

Einleitung

Die Krankheitsbewältigung von Krebskranken wird von sehr vielen Faktoren beeinflußt, zu denen auch die Beziehung zu Ärzten und anderem Betreuungspersonal zählt. Willi (1991) hat darauf hingewiesen, daß nahe Bezugspersonen die intrapersonalen Abwehrmechanismen stärken oder schwächen können.

Die Untersuchung der Copingstrategien von Krebskranken findet oft in einer speziellen „Forschungsrealität" statt; so etwa rein onkologische Stationen mit onkologisch ausgebildetem und engagiertem Personal, z.T. unter Supervision. Weiters stammen Informationen aus Selbsthilfegruppen oder von PatientInnen, die in irgendeiner Form psychotherapeutisch betreut werden, d.h. Motivation und Zugang zu dieser Intervention haben.

Diese Bedingungen schaffen für die Erkrankten – im Rahmen des Möglichen – eher günstige Bedingungen für den Umgang mit ihrer Erkrankung, sie stellen aber unserer Meinung nach quantitativ die Ausnahme dar. Die Mehrzahl der KrebspatientInnen werden an allgemeinen internen, chirurgischen oder anderen Stationen diagnostiziert und zumindest erstbehandelt. Dies bedeutet, daß wesentliche Phasen der Auseinandersetzung mit der Erkrankung, wie Diagnosemitteilung, Therapieplanung und -entscheidung, Verarbeitung der Diagnose und eines evt. Organverlustes und die ersten Gespräche mit den Angehörigen, möglicherweise anders ablaufen als unter Bedingungen, die psychoonkologische Erkenntnisse berücksichtigen.

Am Beispiel der Diagnosemitteilung konnte gezeigt werden, daß bis zu 90 % aller *nicht* aufgeklärten PatientInnen bei der Spitalsentlassung indirekt und über Umwege ihre richtige Diagnose kannten (McIntosh 1976). Man kann also annehmen, daß auch bei diesen Patienten die Krankheitsbewältigung bereits sehr früh beginnt, wenn auch unter – wie wir meinen – ungünstigeren Bedingungen.

Ziel der vorliegenden Arbeit ist es, die Auswirkungen suboptimaler Patientenbetreuung und hierarchischer Organisationsstrukturen auf die Krankheitsbewältigung und die Interaktion zwischen den beteiligten Personen zu untersuchen.

Methode

Als methodischen Zugang wählten wir Interviews mit dem Personal der nachgeordneten Hierarchieebene; es waren dies 12 Personen: 7 Turnusärzte (5 Frauen, 2 Männer), 4 Krankenschwestern und eine Lehrerin krebskranker Kinder. Das Durchschnittsalter lag bei 29,3 Jahren, die durchschnittliche praktische Arbeitserfahrung bei 2,7 Jahren. Der derzeitige Arbeitsplatz waren 1 allgemeine und eine psychosomatisch ausgerichtete interne, 2 chirurgische, 1 gynäkologische und eine urologische Abteilung, jeweils ohne speziell onkologische Ausrichtung; bis auf 2 hatten alle Interviewpartner bereits Arbeitserfahrung auf anderen Stationen. Die Interviewpartner rekrutierten sich bis auf 2 Ausnahmen aus Arbeitskollegen der Autoren. Die Auswahl unterlag somit zweifellos einem „bias", sie ermöglicht aber eine vertrauensvolle Gesprächsatmosphäre, was bei den behandelten Themen essentiell erschien. Die Gespräche wurden frei geführt, wobei jedoch die einzelnen Abschnitte durch feststehende Fragen eingeleitet wurden.

Diese indirekte Methode war notwendig, weil wir wegen der Aufklärungsrichtlinien der Abteilungen (s.u.) die Patienten selbst per definitionem nicht befragen konnten. Nachdem sich aber „ein Teil der Konflikte der Patienten bei denjenigen Ärzten und Schwestern reflektiert, die selbst in Hierarchie- und Loyalitätskonflikten mit der Abteilung stehen" (Köhle et al. 1986), erscheint – vorausgesetzt eine vorsichtige Interpretation – dieser Zugang gerechtfertigt.

Ergebnisse

Die Interaktion zwischen TurnusärztInnen und PatientInnen

11 von 12 Interviewten empfanden sich in einer mehr oder weniger stark ausgeprägten Konfliktsituation mit den Primar- und Oberärzten über die Patientenbetreuung und Diagnosemitteilung. Die unterschiedlichen Ansichten reichten in ihrem Ausmaß von Details der Gesprächsführung bis hin zu völlig diskrepanten Ansichten. Letzteres bezog sich auf 4 von 7 Abteilungen, an denen als unausgesprochene, aber strikt eingehaltene Regel den Patienten über ihre Erkrankung nur minimale und/oder be-

schönigende Information oder bewußte Desinformation gegeben wurde. Dem stand das Bedürfnis der von uns interviewten Turnusärzte und Schwestern gegenüber, den Patienten auf ihre Fragen „wahrhaftige" Antworten (Meerwein 1979) zu geben. (N. B. Wir wollen nicht in den Fehler verfallen, die Arzt-PatientInnen-Beziehung auf die Aufklärungsfrage zu reduzieren; allerdings ist auch meist die gesamte andere Kommunikation auf ritualisierte Kurz-Visiten beschränkt.)

Die eine Ausnahme betraf jene Turnusärztin, die auf einer psychosomatisch orientierten internen Station arbeitete, an der aber ebenso onkologische Patienten in vollem Umfang (z.B. chemotherapeutisch) behandelt wurden.

Das Fehlen klarer Information an die Patienten über ihre Erkrankung bewirkt bei den nachgeordneten Ärzten vor allem Unsicherheit im Umgang mit den PatientInnen. Die Inhalte der täglichen Gespräche auf der Station werden auf medizinische Belange reduziert. Fr. Dr. A: „Wenn die Blutabnahme erledigt ist, dann lasse ich eben keinen Raum für eine weitere Frage zu, sondern beende von mir her deutlich das Gespräch, indem ich mich zur nächsten Patientin wende."

Fragen Patienten direkt nach der Erkrankung und kann die betroffene Ärztin nicht mehr ausweichen, muß sie zu der Formulierung: „Da müssen Sie den Oberarzt fragen!" Zuflucht nehmen.

Aus diesem Verhalten folgt sowohl für die Selbst- als auch für die Fremdeinschätzung eine Abwertung der fachlichen und der kommunikativen Kompetenz der Stationsärzte. („Entweder sie weiß es wirklich nicht, oder sie kann/darf/will nicht mit mir darüber reden.") Im Extremfall kann dies zu einem völligen Abbruch der Kommunikation mit dem Patienten führen.

Aus der Sicht der PatientInnen wird die Bereitschaft zum Gespräch zwar anerkannt, die Unwahrheit aber durchschaut. Die Schriftstellerin Maxie Wander beschreibt ihre Erfahrungen als Patientin; nach ihrer Brustoperation wünscht sie endlich Aufklärung. „Die Stationsärztin Dr. R. tut es endlich … Natürlich lügt sie: ‚Das war kein Krebs, sondern Unruheherde, die sehr verstreut waren und zur Vermehrung neigen. Bestrahlung muß aus Vorsicht gemacht werden' … Ihre Haltung überzeugt mich nicht." (Wander 1980).

Erleben und Arbeitszufriedenheit des Personals

Für diejenigen Ärzte, die sich Kompetenz in der Gesprächsführung erarbeitet haben – sei es im Rahmen einer formalen Ausbildung oder als engagierte klinische Erfahrung – bedeutet der erzwungene Kommunikationsabbruch eine Beschneidung ihrer Fähigkeiten. In weiterer Folge kann diese Nichtanerkennung eine narzisstische Kränkung mit entsprechenden Sekundärfolgen, wie sozialem Rückzug und „innerer Emigration" hervorrufen.

In einer Anfangsphase versuchen die betroffenen Ärzte, innerhalb des „erlaubten" Rahmens Alternativstrategien zu entwickeln, die es ihnen ermöglichen, zumindest in Teilbereichen Information zu vermitteln bzw. die Kommunikation auf anderen Ebenen aufrechtzuerhalten. Fr. Dr. B: „In den ersten paar Monaten wollte ich mich nicht damit abfinden und wollte beweisen, daß es auch anders geht. Ich habe den Patienten Adressenlisten von Selbsthilfegruppen gegeben, so z.B. bei Stomaträgern. Ich wollte auch zwischen dem Patienten und dem Oberarzt vermitteln, sodaß der Patient auch eine Antwort auf seine Frage bekommt. Dieser Versuch endete damit, daß der Oberarzt zur Patientin ging mit den Worten: ‚Haben's noch Fragen oder ist eh alles klar?'"

Über ähnliche Alternativ-Strategien am Anfang ihrer Tätigkeit berichteten auch Schwestern, die sich in den Nachtdiensten dann besonders ausführlich mit der Pflege von Patienten beschäftigen, Einladungen von Patienten annehmen und sich mit ihnen nach der Entlassung privat treffen. Dipl. Sr. C: „Ich hab' das schon auch aus schlechtem Gewissen getan, ich wollte halt was gut machen, was im Krankenhaus versäumt worden ist." Dipl. Sr. D: „Ich hab' mich so geärgert, daß es nicht möglich war, jemanden zu finden, der den Cava-Katheter spült, daß ich in meiner Freizeit mit dem Privatauto zu der Patientin gefahren bin und die Infusion angehängt habe."

Auswirkungen auf der institutionellen/hierarchischen Ebene

Die Beziehung zu den ärztlichen Vorgesetzten wird von den Turnusärzten als unter einem ständig unterdrückten Konflikt stehend beschrieben. Phasen von Ohnmacht über den Umgang mit PatientInnen wechseln mit Wertschätzung für die Ausbildung oder Bewunderung für die technischen Fähigkeiten der Oberärzte ab. Vor allem junge Kollegen sehen ihre eigene fachliche Unerfahrenheit und ihre Abhängigkeit von der Bereitschaft der Oberärzte, sie auszubilden, sehr realistisch.

Fr. Dr. E.: „Durch Zufall habe ich einmal im Sekretariat zwei Entlassungsbriefe für ein und dieselbe Patientin gesehen. In der Version für die Frau selbst war von harmlosen Restzuständen einer alten Lungentuberkulose, in der Version für den Hausarzt von einem inoperablen Bronchuskarzinom die Rede. Am selben Tag hatte ich mit eben dem Oberarzt, der die Briefe verfaßt hatte, Dienst, und er hat mir sehr zuvorkommend meine erste Blinddarmoperation assistiert."

Als Folge dieser in der Abhängigkeitssituation nicht lösbaren Widersprüche kann es bei den Turnusärzten zu Spaltungsmechanismen kommen. Nachdem der eigentliche Grund für den Ärger nicht angesprochen werden kann, verlagert sich die Aggression auf andere Verhaltensweisen der Vorgesetzten, etwa seinen Operationsstil, seine Nervosität etc., um ein Entlastungsventil zu finden.

Andere, von mehreren Interviewten genannte Versuche der „Konfliktlösung" sind Arbeitsunlust, Rückzug und dysphorische Verstimmtheit. Eine weitere Möglichkeit fanden die Kollegen darin, sich an medizinische und nichtmedizinische Peer-Gruppen außerhalb zu wenden und dort die narzisstische Kränkung zu mildern.

Bewältigungsverhalten der PatientInnen

Die unsystematisch erhobenen Beobachtungen von Patientenverhalten, die von den Turnusärzten und Schwestern berichtet wurden, sind nicht automatisch und direkt mit Korrelaten von Bewältigungsstrategien gleichzusetzen. Nichtsdestoweniger ergab sich in den Interviews ein Bild, in dem gewisse Strategien auffielen, die als „ungeeignetes" Coping (Heim 1988) bezeichnet wurden. Am häufigsten wurde „Re-Denial" (Wiederverleugnung) und Spalten von Bezugspersonen in jene, denen gegenüber „man es weiß" und jene, denen gegenüber „man es nicht weiß" (Dr. F und Fr. Dr. G unisono) genannt. Dr. F: „ Kein Wunder, einmal ist es ihr gesagt worden, und dann nie wieder darüber gesprochen worden." Weiters wurden erwähnt: stoisch-fatalistisches Hinnehmen und Agieren über die Verwandten, sei es im Sinne von großzügigen Geschenken an den Operateur und/oder Vorwürfen hinsichtlich der Behandlung.

Eine interessante Version des „Middle-Knowledge" (Wissen und Nicht-Wissen) stellen Patienten dar, die von den Schulmedizinern ihre Diagnose ungenügend erfahren haben und dann ihnen gegenüber noncompliant waren (z.B. nicht zur Kontrolle erschienen), aber parallel zu einem auf Krebspatienten spezialisierten Wunderheiler gingen. Dipl. Sr. D: „Er hat angerufen, daß er nicht zur Gastroskopie-Kontrolle kommen wird, weil es ihm eh' gut geht. Im nächsten Satz hat er aber zugegeben, daß er bei einem Heilpraktiker seinen Krebs mit Bach-Blüten bekämpft."

Diskussion

In unseren Gesprächen fanden wir Hinweise darauf, daß Turnusärzte und Schwestern ähnliche Verhaltensweisen zeigen wie Krebspatienten. Beispiele dafür sind die Spaltung als Bewältigunsmechanismus sowie die Non-Compliance innerhalb des System bzw. die Wendung nach außen („Emigration", s. auch Aronson 1983).

Sowohl Patienten als auch nachgeordnete Ärzte fühlen sich und sind auch real von Oberärzten und Primarii abhängig. Patienten, weil sie fürchten, für von ihnen verursachte Schwierigkeiten mit Beziehungsabbruch bestraft zu werden (Meerwein), junge Ärzte in ihrer Ausbildung oder ihrer Karriere. Auch wenn man sich der grundlegenden Unterschiede zwischen jungen Ärzten und Patienten durchaus bewußt ist, schafft diese Abhängigkeit von denselben Personen ein Solidarisierungsverhalten mit beträchtlichem Engagement von seiten der Ärzte und Schwestern. Langfristig erscheint dieses Verhalten unter vielem anderen wegen seiner unaufrichtigen Kommunikation und seiner emotionellen Frustrationen jedoch sehr ungünstig für alle beteiligten Gruppen.

Turnusärzte fühlen sich in mehrfacher Hinsicht in „double-bind" Situationen. Gegenüber Patienten erleben sie die Frustrationen, die onkologischer Behandlung immanent sind, verschärft durch die eigene fachliche Unerfahrenheit, und die daraus resultierende Befangenheit gegenüber den PatientInnen. Gleichzeitig verspüren sie aber das Bedürfnis, anders mit den Patienten umzugehen, als ihnen von den Abteilungsrichtlinien vorgeschrieben wird. Den Vorgesetzten gegenüber existieren Wut und Geringschätzung der kommunikativen und Anerkennung der technisch-fachlichen Kompetenz sowie hierarchische Abhängigkeit. F. Meerwein nennt als Folge dieser Belastungen, daß „Onkologie-Assistenten oft derselben Isolation und Depression ausgesetzt [sind] wie ihre Kranken".

Die Effektivität verschiedener Coping-Strategien zur Verbesserung der Rezidiv- bzw. Metastasenfreiheit bei bösartigen Erkrankungen wird sehr intensiv diskutiert (s. Heim 1988). Es existieren Hinweise darauf, daß aktives Kämpfen, Auflehnung, aber auch selbstverantwortete Compliance günstige Formen darstellen. Von den durch unsere Interviewpartner betreuten und beobachteten Patienten konnten diese Formen nicht oder nur sehr eingeschränkt angewandt werden. Selbst wenn man die Effektivität hinsichtlich der somatischen Parameter als nicht gesichert annimmt, so werden den Patienten doch eine Reihe von Möglichkeiten verwehrt, die möglicherweise ihrer Abwehr- und Bewältigungsstruktur entsprächen.

Die hier referierten Ergebnisse sind aus verschiedenen Gründen nur mit der größten Vorsicht zu interpretieren. Methodisch müßte die indirekte Beobachtung von Personen, die nicht direkt beobachtet werden kann, vermittels der Reflexion der Beobachter selbst, etwa durch längerdauernde Supervision besser abgesichert werden; es sei aber angemerkt, daß sie in dieser Form erfolgreich in der Ethnopsychoanalyse angewandt wurde (Nadig und Erdheim 1984).

Die Kernfrage, inwieweit die beobachteten Bewältigungsmuster und Reaktionen auf Seiten des nachgeordneten Personals ursächlich mit der auf den Stationen praktizierten Arzt-Patienten-Beziehung verknüpft war, müßte, rein methodisch argumentiert, in einer kontrollierten Untersuchung geprüft werden. Zweifellos sind die beobachteten Phänomene, sowohl von Patienten als auch vom Personal, über weite Strecken intrinsisch verhaftet mit dem Problem der Arzt-Patienten-Beziehung bei Krebspatienten überhaupt und insoferne typisch für alle onkologischen Stationen (Köhle 1986).

Wir glauben aber, daß es mehr als ausreichend psychoonkologische Erfahrungen und wissenschaftliche Daten gibt, die diese hypothetische Studie unnötig machen. Es ist erwiesen, daß regelmäßige Teambesprechungen und begleitende Fallbesprechungen in der Gruppe **das** Instrument für ein befriedigendes Arbeitsklima darstellen. Für die PatientInnen sollte die Kommunikation der verschiedenen Betreuer merkbar und transparent sein, im Idealfall sollte er/sie durch eine konstante Bezugsperson von der Spitalsaufnahme bis zur Nachsorge begleitet werden (Langer et al. 1990).

Wir fürchten allerdings, daß diese so selbstverständlich klingenden Forderungen unseren Interviewpartnern im direkten Sinn wenig Hilfe in ihrer realen Arbeits- und Hierarchiesituation sein können. Übergeordnete Institutionen, wie z.B. die Ärztekammer, die Fachgesellschaften oder Ausbildungsinstitutionen sind aufgefordert, die Fort- und Weiterbildung ihrer Mitglieder zu intensivieren und verbindliche Qualitätsansprüche an ärztliche Gesprächsführung und Aufklärung zu formulieren. Dies wird nicht zuletzt auch durch das Spitalsgesetz notwendig, das dzt. den PatientInnen das Recht auf Einsicht in ihre Krankengeschichte erwirkt und zukünftig das Recht auf psychotherapeutische Betreuung ermöglichen könnte.

Literatur

1. Aronson E, Pines AM, Kafry D (1983) Ausgebrannt. Vom Überdruß zur Selbstentfaltung. Klett-Cotta, Stuttgart
2. Frick-Bruder V, Spengler A (1985) Psychische und psychosomatische Aspekte des Mammakarzinoms. In: Käser O, Friedberg V, Ober KG, Thomsen K, Zander J (Hrsg) Gynäkologie und Geburtshilfe. Thieme, Stuttgart New York
3. Heim E (1988) Coping und Adaptivität: Gibt es geeignetes oder ungeeignetes Coping? Psychother Med Psychol 38: 8–18
4. Köhle K, Simons C, Kubanek B (1986) Zum Umgang mit unheilbar Kranken. In: Psychosomatische Medizin. Uexküll Thv (Hrsg) Urban und Schwarzenberg, München Wien Baltimore
5. Langer M, Fiegl J, Ringler M (1990) Integration psychologischer Betreuungsstrategien in die somatische Therapie des Mammakarzinoms. Wien Klin Wochenschr 102: 683
6. McIntosh J (1976) Patients' awareness and desire for information about diagnosed but undisclosed malignant disease. Lancet 20: 300–303
7. Meerwein F (1979) Einführung in die Psychoonkologie. Huber, Bern
8. Nadig M, Erdheim M (1984) Die Zerstörung wissenschaftlicher Erkenntnis durch den Universitätsbetrieb. Psychosozial 23: 7–23 („Ethnopsychoanalyse. Der Spiegel des Fremden")
9. Willi J (1992) Psychoonkologische Aspekte der Abwehr. Z Psychosom Med Psychoanal 38 (3): 281
10. Wander M (1980) Leben wär 'ne prima Alternative. Luchterhand, Neuwied

Beiträge zur psychoonkologischen
Weiterbildung

Umgang mit Extremsituationen

W. König

Der Tod als Extremsituation

Obwohl in letzter Zeit die Themen Tod und Sterben in zahlreichen Publikationen und Seminarangeboten auftauchen, bleibt es doch fraglich, ob sie damit auch ins Bewußtsein einer breiteren Öffentlichkeit gerückt sind.

Neun von zehn Österreichern wären in Ihrer Sterbestunde gerne in Gesellschaft. Viele wünschen sich einen schnellen Tod aus heiterem Himmel – den Tod, der das Sterben umgeht. Die Realität sieht allerdings anders aus: 70 % sterben in Krankenhäusern, 20 % in Alten- und Pflegeheimen. Noch bis Mitte dieses Jahrhunderts fand der Tod vorwiegend zu Hause statt, wie es jahrhundertelang nicht anders vorstellbar gewesen ist.

Heute sind unsere Familien weder auf ein Sterben zuhause eingerichtet, noch haben wir Vorbilder, von denen wir ganz natürlich lernen, wie man mit Leid und Sterben umgeht. Der Tod wird „pathologisiert", ins Exil verbannt, in Kranken-, Sterbeanstalten und Altersheime und dort sogenannten „Experten" überlassen, sodaß das Unwissen zunimmt und damit die Angst und das Grauen vor dem Unbekannten. Eine Gesellschaft schützt sich vor Grenzsituationen indem sie die Norm betont und alles Abweichende an den Rand schiebt. Die Folge davon sind Verdrängung (entspricht dem „Vergessen"), Verleugnung (die Realität wird mit Hilfe der Phantasie weggeschoben: mich trifft es nicht; der oben erwähnte schnelle Tod), Reaktionsbildung (Überkompensation erfolgt durch „Flucht nach vorn". Z.B. bei Wut durch übertriebene Freundlichkeit oder bei Angst in übertriebene Betriebsamkeit) und Regression. Regression bedeutet ein Zurückgreifen auf frühere Entwicklungsstadien, um die aktuelle Angst zu vermeiden, etwa in Zustände der Passivität und Lähmung zu verfallen, wenn es um die Auseinandersetzung mit dem Tod geht.

Abwehr von allem, was uns gewaltig bedroht: Wir lassen den Tod nicht an uns heran, weil er uns mit dem eigenen Sterbenmüssen in Kontakt bringt, mit der Bedrohung unserer eigenen Identität.

Seit einigen Jahren darf unter dem Begriff „Sanfte Geburt", „Sanfte Neonatalogie" – der Zyklus des Lebens am Beginn mit immer mehr Innigkeit verbunden sein: im Dialog der Berührungen, der Blicke, im Aufgehoben und Getragensein neuerer geburtshilflicher Konzepte, in denen Zärtlichkeit und Bedürfnisse der Seele im Vordergrund stehen. Ebenso könnte der Lebenszyklus an seinem Ende auch seinen natürlichen Abschluß finden: Nicht indem das Lebensende mit Vernichtung gleichgesetzt wird, sondern mit Abrundung: Das gesamte Leben vollendet sich im Alter und schließt sich im Sterben.

Die Betreuung Schwerstkranker als Extremsituation

Mit einem schwerkranken Patienten im medizinischen Rahmen Kontakt aufnehmen, heißt oft, retten wollen mit dem gleichzeitigen Wissen, daß die Chance, daß er den nächsten Tag erlebt, 50 % ist. Oder sich zuwenden und gleichzeitig wissen, daß er nie wieder gesund werden wird.

Mediziner und Pflegepersonal haben in einer somatisch ausgerichteten Ausbildung zwar den Kampf gegen den Tod gelernt, empfinden jedoch das Sterben eines Patienten oft als persönliches Versagen, als eigene Unzulänglichkeit. Sie wenden sich in der Phase des verlöschenden Lebens oft von ihren Patienten ab, wie es den Ärzten vom Altertum bis zum Mittelalter hin gestattet war, wenn sie das sichere Sterben erkannt hatten. Zunehmend werden Ärzte und Pflegepersonal in der Ausbildung auf den späteren Umgang mit Patienten vorbereitet.

Kommunikationskompetenz erwirbt der Arzt im Rahmen seines Studiums jedoch keine. In spezifischem Sinne sprachlos, bleibt er schwerkranken Patienten und ihren Angehörigen oft echte Hilfestellung schuldig.

Die Extremsituation des Intensivpatienten

Hilflos, vollkommen von Maschinen abhängig, in extremer Angst, erschöpft, reglementiert und entmündigt, durch Kontakt und sozialen Verlust isoliert, obwohl gerade jetzt der menschlichen Nähe und Zuwendung bedürftig.

Krankheit bedeutet also vor allem Angst. Angst vor dem Verlust körperlich-seelischer Integrität. Und außerdem: Regression – d.h.: Rückfall in frühere Entwicklungsstadien und Passivität. Krankheit bringt uns also in die Situation von Kindern, sie läßt uns kindhaft fühlen, denken und handeln.

Das Personal ist mit seiner übergroßen Zahl von „Problemkindern" überbelastet. Direkter Kontakt besteht meistens nur während des Waschens, Fütterns, Bettenmachens oder anderer Tätigkeiten am Patienten. Ansonsten übernehmen oft Geräte den direkten Kontakt: z.B. leblose Fühler anstatt der tastenden Hand der Schwester beim Pulszählen. Psychologische Barrieren zwischen Betreuern und Betreuten tun ihr übriges, um die Wirkung der „heilsamen Droge Kontakt" zu schmälern: ausbleibende Erfolgserlebnisse, Versagensphänomene oder Schuldgefühle, nicht alles richtig gemacht zu haben. Verstümmelungen und Verunstaltungen können Ekel und Abscheu hervorrufen. Nicht zuletzt wird man auf diesen Stationen mit der eigenen Ohnmacht, den Grenzen eigenen Könnens sowie mit der eigenen Sterblichkeit konfrontiert. In der Arzt- bzw. Pfleger- Patientenbeziehung wird der Kontakt zwischen beiden durch Burnout-Phänomene wie Aggression, Depression sowie Angst auf beiden Seiten erschwert bzw. verhindert.

Was braucht der Patient?

Die von mir skizzierten Situationen sind ja größtenteils bekannt. Es scheint mir jedoch noch wichtig herauszuarbeiten, was denn die wesentlichsten Bedürfnisse des Patienten sind, wenn es um existentielle Bedrohung geht.

Das wesentlichste Bedürfnis heißt: Begleitung. Wir haben zwar alle keine eigentliche „Sterbeerfahrung", aber schon über die Identifikation wird uns deutlich, daß es das Gehalten-Sein ist, das wir in existentieller Not und im Sterben brauchen.

Den Anderen halten, setzt jedoch spüren voraus. Doch wie soll ich als Betreuer mit mir umgehen, damit ich mit meinen Gefühlen in Kontakt bleibe. Was tun, wenn ich nach einem Gespräch völlig erschöpft und ausgelaugt bin? Eine Technik, mit der ich mir in solchen Situationen helfe, ist der Rollendialog. Ich wechsle in Gedanken oder schriftlich 2–3 Mal von mir zur anderen Person, führe also einen Phantasiedialog, und werde mir danach meist klarer über meine Beziehung zum Patienten. So kann ich für den Augenblick wieder wacher werden. In die Beziehung zum Patienten kann auf diese Art wieder Leben, Gefühl und Gespür kommen.

Gehen wir vielleicht nocheinmal ausführlicher in die Identifikation mit einem sterbenden Patienten (vgl. Fallbeispiel Kurt Lückel: Begegnung mit Sterbenden, 1981): Ein ehemaliger Krankenpfleger, 65 Jahre alt. Er hat seine an Krebs erkrankte Frau nun schon seit über 2 Jahren zuhause gepflegt. Nun erkrankt er plötzlich selbst. Er bittet um den Besuch des Seelsorgers, dem in Kürze die Diagnose mitgeteilt wird: ebenfalls Krebs. Prognose aussichtslos, nur mehr begrenzte Lebensdauer. Der Patient wisse selbst noch nichts über Art und Ausmaß seiner Krankheit.

Als der Seelsorger das Zimmer betritt, beginnt der Patient ihm mit fassungslosen Worten seine Situation zu schildern, wobei deutlich wird, daß der Patient sehr wohl um sein nahes Ende weiß. Er bittet den Seelsorger ihm etwas vom Frieden Gottes zu sagen …

Was mag wohl in diesem Patienten vor sich gehen? Ich, der Tod und Krankheit immer bei anderen gesehen hat, soll nun meine eigene Endlichkeit sehen? Ein Leben lang soll es nicht wahr sein, das eigene Sterben, und nun soll ich es wahrnehmen? Ein Leben lang haben sich meine Ängste um einen Punkt gesammelt: daß ich nicht *tot* sein will, nicht sozial tot, nicht seelisch tot, nicht leiblich tot. Daß ich nicht vernichtet, erniedrigt, gedemütigt, gekränkt werden will. Ein Leben lang immer wieder: Angst vor *vernichtendem* Urteil, Angst vor Botschaften, die mich in meinem Selbstwertgefühl töten würden, Angst vor Trennung von allem was mir lieb und teuer ist, Angst vor dem Alleinsein und Verlassenwerden, Angst, daß keiner mehr hinter mir steht, daß ich nichts mehr gelte, nichts mehr machen kann, ganz ohnmächtig mich ausgeliefert fühle, daß keiner mir mehr helfen kann. Ich, der den anderen immer geholfen habe.

Ein Leben lang habe ich alles vermieden was mir Angst gemacht hat, so wie rund um mich das Thema Sterben „tabu“ ist. Jetzt soll ich ganz alleine diesem Unvermeidlichen begegnen? Wenn ich Krebs habe, gelte ich praktisch als Todeskandidat, der damit rechnen muß, daß ihm nicht alles gesagt wird, daß man mich entmündigt, meinen Angehörigen mehr sagt als mir. In diesem System der Vermeidung müßte ich sehr viel Kraft aufbringen, darum zu kämpfen, damit mir das gesagt wird, was ich wissen will.

Oder will ich es lieber doch gar nicht wissen, dieses Allerletzte, will ich es nicht lieber offen lassen, es nur so nach und nach erfahren? – Oder vielleicht darauf hoffen, daß betäubende Schmerzmittel mich gnädig in einen Mantel des Vergessens hüllen, mir diese letzte Auseinandersetzung, das bewußte schmerzliche Wahrnehmen dieses Letzten barmherzig ersparen?

Auch mit meinem Sterbebegleiter möchte ich nicht über das „Letzte" sprechen. Ich würde es zusehr als Totalangriff erleben auf mein inneres Gleichgewicht und auf meine Rolle, daß ich „etwas" oder „jemand" bin, als den totalsten Angriff auf die Wichtigkeit meiner Rolle, die ich gespielt habe in meinem Leben. Es würde mich zu sehr treffen, bis in den Kern meiner Existenz, meiner Identität, meiner Beziehung zu mir, zu anderen, zur Welt – und auch zu Gott.

Nun, wie ist die Begegnung zwischen diesem Patienten und dem Seelsorger weiter verlaufen? Aus dem Bericht des Seelsorgers wird deutlich, was sich dann tatsächlich abgespielt hat:

Der Seelsorger, gebeten, ihm vom Frieden Gottes zu erzählen, kommt gar nicht dazu, sondern sieht sich plötzlich einer panischen Unruhe gegenüber. Den Patienten treibt es aus dem Bett, zum Waschbecken, wo er zu brechen versucht. Es wird aber nur ein atemloses Würgen daraus, dann hastet er wieder ins Bett zurück, um gleich danach wieder aufzuspringen und rastlos im Zimmer auf und ab zu gehen. Der Seelsorger läßt seine Worte vom Frieden ungesagt, spricht den Patienten auf seine Unrast an und daraus entwickelt sich nach und nach ein Dialog. Eingehängt in den Arm das Seelsorgers, gehen die beiden im Zimmer ziellos hin und her, kreuz und quer, bis der Patient wie von innerer Hand geführt, keuchend am Fenster innehält, von wo er das Haus seiner Frau sehen konnte. „Und ich hab gedacht, sie stirbt vor mir!" bricht es aus ihm heraus. Er krampft sich am Arm des Seelsorgers fest, ballt während er dann weiterspricht, die Faust zu einem angespannten Zittern, bis er sich schließlich vor Weinen schüttelt und vor Schmerzen krümmt. Unterbrochen von krampfartigem Brechreiz legt er sich schließlich wieder aufs Bett und weint lange, bis er ruhig daliegt und langsam atmet: Die Panik war einem tiefen Gefühl der Ruhe gewichen. Erst jetzt konnte er all die noch unerledigten Themen seines Lebens ansprechen. Erst jetzt konnte er den Frieden Gottes spüren. Seine Unruhe war der Versuch, sich selbst auszuweichen, sich der schmerzlichen Selbstbegegnung nicht zu stellen. Theologisch gesprochen, wollte er vermeiden das *Kreuz* auf sich zu nehmen, sich selbst zu stellen und das anzunehmen, was ist. Zulassen, daß das Bild, das er von sich aufgebaut hatte, zerbrach: die Helferrolle brach zusammen, und er mußte sich all dem Hinuntergeschluckten in seinem Leben stellen, all der Wut und Ablehnung gegenüber seiner kranken Frau, der Unausweichlichkeit seines eigenen Sterbenmüssens. Seine Unruhe, die vorerst als Schutz gegen das „Sich Stellen" gedient hat, führte ihn ans Ziel: zum Fenster mit Blickkontakt zum Haus seiner Frau und damit in Kontakt mit seiner Trauer und Wut. Sein Brechreiz zeigte ihm den Weg zu all dem Verschluckten der letzten Jahre. Nach und nach konnte er dem *Unvermeidlichen* begegnen: sich selbst als den erkennen, der nun sterben muß. Nach der Wut auf Gott und die Welt, auf seine Frau und sein eigenes Leben, fand er zu sich selbst, zu seiner Frau und zu einer vertieften Beziehung zu seinem Seelsorger. Der Seelsorger berichtet noch, daß er ihm behilflich war, wichtige Dinge seiner Frau mitzuteilen, liebevolle Briefe und symbolische Gegenstände auszutauschen, sodaß der Patient wenige Tage danach in Frieden sterben konnte.

Nun, was war das Wesentliche an dieser Form der Begleitung gewesen? Ich möchte es mit der Formel: *Geltenlassen dessen, was ist* bezeichnen. Diese Grundeinstellung ist für mich eine der wichtigsten Erkenntnisse. Nicht nur aus meiner therapeutischen Tätigkeit, sondern vor allem was den Umgang mit Extremsituationen betrifft. Nicht Herbeiführen dessen, was eigentlich „sein sollte". Der Seelsorger versuchte nicht den Patienten zu stoppen, oder ihn zu beruhigen, obwohl dieser sosehr darum gebeten hatte. Er machte sich sensibel für den Augenblick, für das „Offen-Sichtliche" und ging mit ihm mit, darauf vertrauend, daß der Patient *seinen* Weg finden würde. Der Seelsorger nahm die Unruhe, ebenso wie das Vermeiden des Patienten ernst. Daß er durch Flucht dem Unvermeidlichen entgehen wollte. Und der Seelsorger hatte die Geduld, all diese Wirrnis und Unruhe auszuhalten. Dieses „Gehalten-Werden" ermöglichte dem Patienten sich „zu stellen".

Diese Grundehaltung des „Annehmen dessen, was ist" führt mich auch zu einem wichtigen Punkt in der Sterbebegleitung: beim Arzt, Pflegenden oder Angehörigen heißt das: *Diagnosemitteilung Ja oder Nein*, beim Theologen könnte das heißen: *Durchbruch zur letzten Wahrheit – Ja oder Nein*. Ich selbst sehe in der Begleitung Krebserkranker oder Sterbender keineswegs des Ziel, ihnen oder ihren Angehörigen zu diesem Durchbruch zu verhelfen, oder zumindest über das Sterben zu sprechen. Ich denke, das Wichtigste ist herauszufinden, was dem Kranken sowie seinen Angehörigen zu ertragen, wahrzunehmen und auszusprechen überhaupt möglich ist und was nicht. Lebenslang eingeübtes Vermeidungs- bzw. Schutzverhalten gerade in der letzten Wegstrecke zu verändern, ist für mich meist ebenso eine Überforderung wie für die Beteiligten und Betroffenen. „Geltenlassen dessen, was ist" bedeutet, daß ich also jedem Kranken und jedem Sterbenden *seine* Weise mit seiner Krankheit umzugehen bzw. zu sterben lassen möchte, statt ihm meine Weise vorzuschreiben, auch wenn sie noch so „therapeutisch richtig" oder „christlich" ist. Es ist nicht meine Aufgabe, Menschen in Extremsituationen zu führen, wohin sie nicht wollen. Das heißt, sie etwa zur Einsicht zu führen, daß sie sterben müssen oder eine lebensbedrohliche Krankheit haben. Der Patient zeigt uns, was ihm guttut und was er will. Der Helfer spielt lediglich die „zweite Geige" – eine wichtige Kunst des Helfens, die nicht leicht zu erlernen ist.

In der vorhin geschilderten Begegnung zwischen dem Seelsorger und dem Krankenpfleger, wird noch ein wichtiger Aspekt deutlich, nämlich der der Leiblichkeit. Das „Sprechendste" in dieser Begegnung war nicht die Sprache, sondern die Körpersprache. Obwohl der Kontakt anfänglich auf Worte angelegt war, – der Patient bat um Worte des Friedens –, ergab sich die wirsame Kommunikation erst im leiblichen „Begreifen". Es mischte sich der Körper ein, unterbrach gleichsam das Reden und mit dem folgenden Körperkontakt wich dann nicht nur die Angst von beiden Beteiligten, es begann auch eine andere, unmittelbarere Begegnung zwischen beiden.

Sich auf die Körpersprache des zu Begleitenden einlassen ist ein ganz wichtiger Punkt. So wichtig, wie es dem Krankenpfleger war, eingehängt durchs Zimmer begleitet zu werden, so wichtig ist es, einer suchend über die Bettdecke fahrenden Hand gefunden zu werden. Oft sind Menschen nur mehr über den Körper erreichbar. Beachte ich die Zeichensprache des Körpers, so wird mir oft direkter deutlich, etwa über die Mimik bzw. Gestik, was der Andere wünscht oder ablehnt, als würde er es mit Worten sagen. Vielleicht will der Kranke gar keinen Besuch des Pflegenden, lädt ihn jedoch mit höflichen Worten ein. Gleichzeitig zieht er schützend die Bettdecke höher, schließt womöglich die Hände abweisend oder vermeidet den Blickkontakt.

Was geschieht mit der Pflegeperson in Extremsituationen?

Wie Sie sehen, wird in der Begegnung mit Schwerkranken die ganze Person der Pflegeperson miteinbezogen, ihre psychologische Begabung, ihre Wahrnehmungsbereitschaft, ihre Emotionalität. Ihr Einfühlunsvermögen, ihre Fähigkeit zu mitmenschlichen Beziehungen, ihr Mitgefühl, ihre Intuition, ihre spontane Erkenntnis sind gefordert. Sich auf die „Wellenlänge" des Kranken einstellen, seine Symbolsprache verstehen führt mich als Betreuer unmittelbar zu dem Punkt meiner eigenen Kontaktfähigkeit: wieviel an Begegnung kann ich selbst als Betreuungsperson zulassen? Und damit rückt meine eigene Person ins Zentrum. Der Patient wünscht sich einen ganz persönlichen Begleiter, einen Begleiter, der nicht nur Heilsames bewirken, sondern auch leben kann: der die heilende Substanz „Kontakt" anbieten kann. In Kontakt treten heißt, sich berühren lassen und sich gleichzeitig abzugrenzen. Mich selbst von einer Extremsituation berühren lassen, macht Angst. Dieses Angsterleben nicht auszublenden, macht die Kunst der Begegnung aus. Sich von der Angst weder lähmen, noch hilflos werden zu lassen, noch sie zu verleugnen, also in lebendiger Beziehung zu seiner Gefühlswelt zu bleiben, das ist das Ziel.

Was lösen Krisen im Begleiter aus?

Dabei ist es außerordentlich wichtig, die eigenen Gefühle die der Betreuende den entsprechenden Krisen gegenüber hat, mit in seine Überlegungen einzubeziehen: Ein Mensch in einer Extremsituation löst zunächst ganz bestimmte „Krisengefühle" in uns Mitmenschen aus. Entweder werden wir von den Panikgefühlen angesteckt, oder wir werden ganz ruhig und konzentriert, sind ganz da, weil wir spüren, daß das eine Situation ist, bei der es „drauf ankommt". Oder wir wehren die Krise ab, bagatellisieren sie. Unsere Reaktion hängt davon ab, wie wir uns selbst zu Extremsituationen unseres Lebens ganz allgemein stellen, wie krisenfreundlich, wie krisenverträglich oder wie krisenallergisch wir sind. Es hängt davon ab, was die einzelnen Extremsituationen in unserer Psyche an Ängsten, an Bedrohung wachrufen und wie wir in unserem Leben gelernt haben, damit umzugehen. Inwiefern wir in unserem eigenen Leben Krisen als Chancen erkannt haben: Als Chancen zur größeren Entfaltung der Persönlichkeit, Chancen für ein neues Erleben unserer Identität. Ob wir über die Wachstumsmöglichkeiten, die Extremsituationen in sich bergen, eigenes Bewußtsein mitbringen. Wie oft gehen wir aus einer Krise mit völlig neuenVerhaltensmöglichkeiten hervor, neuen Dimensionen des Selbst- und Welterlebens. Vielleicht sogar mit neuen Sinneserfahrungen und mit dem Bewußtsein, kompetent geworden zu sein im Umgang mit dem Leben. Dem Leben sich also nicht länger ausgeliefert fühlen, hängt oft damit zusammen, ob wir eigene Sackgassensituationen als sinnvoll erkennen können, in denen sich für unser Leben Wichtiges ereignet und entscheidet, oder ob wir sie als etwas Unnötiges, zu Vermeidendes betrachten. Wesentlich ist zu wissen, daß Wandlung fast immer mit Krise verbunden ist.

Der Umgang mit Extremsituationen heißt zunächst einmal mit der jeweiligen Krise in Kontakt zu kommen. Das heißt, von der Seite des Begleiters her wahrzunehmen, welche Gefühle aus seinem eigenen Leben durch die Lebenssituation des Patienten geweckt werden. Der Patient erlebt diese Situation oft als Bild, wie wenn er sich in einem dunklen Schlauch befindet aus dem es keinen Ausweg gibt. Sein Erleben ist von panischer Angst begleitet. Andererseits beinhaltet die Situation eine ganz besondere Durchbruchsmöglichkeit zu neuen Ufern. Im Laufe der Lebensentwicklung bedeutet Krise jenen Augenblick, in dem das Leben an einem Wendepunkt angelangt ist, aus dem der Betroffene als ein Verwandelter hervorgeht. Krisen sind notwendig, um Entwicklung zu befördern und Chancen zur Wandlung einzuleiten. Je mehr Angst also eine Extremsituation der Betreuungsperson auslöst, desto weniger wird sie bereit sein, den Patienten zu begleiten. Die Hilfe, die der Betreuer anbieten kann, ist schon getan, wenn er einen Kontakt zum Patienten herstellen kann, und dabei die Bedrohung die dieser spürt, verstehen kann. Damit ist schon sehr viel erreicht, denn sehr oft sind Menschen, die in einer Extremsituation den Kontakt mit einem Begleiter suchen, meist bisher kaum gewohnt, von dem zu sprechen, was sie belastet. Vielleicht erleben sie das erste Mal, daß das Miteinander-Sprechen sehr viel Druck wegnehmen kann. Bei dieser Kontaktaufnahme geht es auch darum, die Krise als Chance aufzuzeigen. Dabei ist immer zu bedenken, daß der Betroffene dort abgeholt werden soll, wo er ist, ihn zum Sprechen zu bringen und zu veranlassen, seine verschiedenen Emotionen auszudrücken. Für den Betreuer ist es in einer Extremsituation sogar leichter, das Lebensthema, das zur Bearbeitung ansteht und integriert werden muß, zu erfassen. In dieser emotionalen Situation der Bedrängnis konzentriert sich sozusagen das Lebensthema auf das jeweilige Hauptproblem und ist dadurch deutlicher zu erfassen. Das schöpferische Entwicklungsthema kann umso eher vom Betroffenen aufgenommen werden, je besser der Pflegende mit der vorhandenen Angst umgehen kann und je besser er einen Kontakt zu dem Menschen in der Krise herstellen kann. Die Kontaktnahme zum Patienten wird dadurch erleichtert, wenn der Pflegende rasch die Gefühle des Menschen in der Krise aufnehmen, ansprechen und ausdrücken kann. Der Patient fühlt sich dadurch verstanden, seine Angst wird geringer, und neue Bewältigungsmechanismen können wieder eingesetzt werden.

In Extremsituationen unseres Lebens ergeht immer wieder der Aufruf an uns, uns für das Leben neu zu öffnen, uns neu an unseren inneren Möglichkeiten zu orientieren, um damit äußere Probleme kompetenter lösen zu können. Meistens erfolgt dieses Sich-Öffnen über die Beziehung zu einem Menschen, der mit uns sich von der Krise betreffen läßt. Eine Extremsituation beginnt sich also dann schöpferisch und produktiv zu öffnen, wenn wir uns einem Menschen anvertrauen.

Die Begleitung gelingt umso besser, je ebenbürtiger die Weggefährtenschaft des Begleiters ist. Je geringer das hierarchische Gefälle ist, das heißt, daß unter Begleitung nicht Manipulation oder Bevormundung verstanden wird bzw. versteckt Macht ausgeübt wird. Das wichtigste „Instrument" der Betreuung ist immer der Betreuer selbst. Und die Begleitung ist umso erfolgreicher, je tragfähiger sich die Beziehung zwischen den Gesprächspartnern gestaltet. Jede Begegnung mit einem Menschen in einer Extremsituation, auf die ich mich einlasse, birgt die Chance in sich, daß ich selbst daran wachse und reife.

Was braucht die Betreuungsperson?

Wenn ich vorhin gesagt habe, das wichtigste „Instrument" der Begleitug ist der Begleiter selbst, dann folgt daraus, daß dieses Instrument auch der ganz besonderen Aufmerksamkeit bedarf. Wo sind für mich als Betreuer meine persönlichen Überforderungen? Wo sind meine Grenzen?

Was für einen Menschen in einer Krise, für einen Schwerkranken oder Sterbenden gut ist oder nicht, kann nie aufgrund irgendeiner ideologischen Vorentscheidung bestimmt werden, sondern muß der jeweiligen speziellen Situation entsprechend immer wieder neu mit dem Betreffenden herausgefunden und erarbeitet werden. Dabei sind aber vor allem meine persönlichen Grenzen als Begleiter wichtig. Wieviel kann ich mir im Moment zumuten? Wie belastbar bin ich denn überhaupt derzeit? Bin ich aus meiner derzeitigen Lebenssituation und meinem seelischen Vermögen überhaupt dazu in der Lage, z.B. eine Kranken- oder Sterbebegleitung zu unternehmen? Das einmal gemachte Angebot persönlicher Betreuung sollte nämlich nicht mehr zurückgezogen werden, wenn es einmal gemacht wurde.

Die Situation der Begleitung auf der Ebene persönlicher Begegnung, die ja fast einer Art „Wahlverwandtschaft" entspricht, wird dem Pflegenden nicht immer möglich sein. Oft sind wir auf bloße „Versorgung" angewiesen, weil auch wir unsere Grenzen haben. Manchmal müssen wir ausweichen, weil wir uns unzuständig, überfordert und unsicher fühlen. Dann fällt dem Pflegenden die Kommunikation mit dem Patienten über die Körperpflege oder die Nahrungsaufnahme leichter als sich der eigenen

Ohnmacht vor den möglichen Fragen, den überschwemmenden Gefühlen oder dem Schweigen des Patienten auszusetzen. Sosehr wir das Ideal des „Mitgehens" mit dem Patienten vertreten, manchmal stehen wir wie gelähmt vor dem Problem der eigenen Wahrheit, der eigen Unfähigkeit mit dieser Extremsituation umzugehen, gelähmt und hilflos von eigener Todesangst angesichts der möglichen eigenen Unfähigkeit zu sterben. Wir halten es nicht mehr aus, zweifeln an der eigenen Kraft und gleiten ab in oberflächliche oder rituell abgesicherte Handlungen und Formen.

Die Ursache für das immer wieder auftretende Arbeitsdilemma in den helfenden Berufen liegt in der psychischen Belastung und der besonders für einen Gesundheitsbetrieb typischen Gefährdung: Wer mit Extremsituationen in Kontakt tritt, kommt mit eigenen extremen Gefühlen in Resonanz und leidet oft mit, anstatt mit angemessener Distanz lediglich mitzufühlen. Die Nähe zu Schwerkranken und Sterbenden erzeugt ein besonderes Ausmaß an Betroffenheit. Dabei wird öfters die physische und psychische Intimitätsgrenze überschritten. Situationen, vergleichbar dem Verhältnis zwischen Mutter und Kind, entstehen. Da kann es dann auch passieren, daß die Anteilnahme in ihr Gegenteil umschlägt. Eine Bewältigungsstrategie ist, sich abzuschirmen und sich zurückzuziehen. Oft reagieren die Helfer mit Zynismen, depressiven Verstimmungen, Gereiztheit, körperlicher oder psychosomatischer Erkrankung. Im Rahmen der Erforschung von Überforderungserlebnissen spricht man im Zusamenhang mit Erschöpfungszuständen in helfenden Berufen vom „Burnout- Syndrom", dem „Ausgebrannt-Sein". Burnout ist die Bezeichnung von Überdruß und Unzufriedenheit mit dem Beruf. Burnout wird erlebt als körperliche, emotionale und geistige Erschöpfung, sowie als Entfremdung von seinen ursprünglichen Gründen, die Helferrolle einzunehmen. Burnout steht für die ganz normale menschliche Reaktion auf Belastung. Das zu wissen, hilft uns, auf eigene Fehler und Mißerfolge hinzuschauen, sie nicht abzuwehren wie z.B.: „Ich, gerade ich, dürfte doch nicht so fühlen, daß mir die Patienten und die Kollegen auf die Nerven gehen …!"

Ausbrennen ist etwas, was ich vermeiden kann. Ich muß die Gründe nicht in meiner persönlichen Schwäche sehen, und meine Nöte nicht durch vorgetäuschte Ausgeglichenheit überspielen. Ich muß meine Probleme nicht für mich behalten, in der Meinung, allen meinen anderen Kollegen gelingt, woran ich selbst scheitere. Burnout hat mit externen Faktoren zu tun, und die Umwelt um mich herum ist veränderlich! Ich kann mir Zeit nehmen, mich zurückzuziehen, mich zu regenerieren und meiner Ressourcen vergewissern. Ich kann mir soziale Unterstützungssysteme schaffen. Feste Zeiten für Teamgespräche und Supervision sind hier ebenso wichtig, wie Zeit für informelle Gespräche. Was macht mir Freude? Was sind meine Quellen, aus denen ich Kraft, Lebensfreude und Lebensenergie schöpfen kann?

Wir können und müssen unsere seelische Gesundheit täglich aktiv herstellen und wir müssen lernen, zu uns selbst mindestens ebensogut zu sein, wie zu unseren Patienten. Gerade Extremsituationen haben die Eigenschaft, daß sie uns darauf hinweisen, was für Möglichkeiten in uns schlummern, von denen wir davor kaum etwas geahnt haben, bis wir entweder hineinschlittern, oder durch sie herausgefordert werden. Wir können viel mehr tun, um unser Leben zu gestalten. Wir können uns mit anderen zusammentun und gemeinsam kreativ werden, wie auch die Beschäftigung mit dem Thema Extremsituationen und Sterben jedem einzelnen mehr Mut und Kreativität für den Alltag vermitteln kann. Es geht darum, neue Realitäten nicht zu fordern, sondern sie zu schaffen. Für mich heißt das, sein Leben wie ein Kunstwerk zu gestalten. Ich denke Begleitung ist so wie Heilkunst eine Kunst und nicht eine Tätigkeit, das heißt, sie bedarf der Übung und Fortbildung. Krisenbegleitung bedarf vielleicht auch der künstlerischen Haltung dem eigenen Leben gegenüber. Sich dem zu öffnen, was uns Freude macht, uns beflügelt, uns hilft zu sein und uns gehen zu lassen, uns zu öffnen für Kunst, Kultur und Musik. Für die Kostbarkeit des Augenblicks, auch wenn er noch so banal ist. Gleichzeitig schärft das Sich-Einlassen auf Grenzsituationen des Lebens auch die Aufmerksamkeit für die wichtigen und kostbaren Seiten des Lebens.

Lebenskunst ist für mich heute auch nicht mehr ohne politisches Engagement möglich. In der Bundesrepublik sind z.B. vor einigen Jahren Ärzte, Altenhelfer, Schwestern, Pfleger und Seelsorger gemeinsam auf die Straße gegangen, um gegen den „Pflegenotstand" zu demonstrieren. Wir müssen uns gegen inhumane Strukturen wehren. Wenn wir im Burnout sind, können wir es dann meist nicht mehr. In diesem Sinne möchte ich zu gemeinsamem Widerstand aufrufen, wenn Arbeitsbedingungen unzumutbar erscheinen.

Gerade im jetzigen Zustand unserer Welt, die in ökologischer Hinsicht in einer Extremsituation ist, gilt es an die Kraft gemeinsamer kreativer Tat zu glauben.

Dasselbe gilt auch für meinen Beruf. Nicht die Frage nach den Belastungen ist die wichtige, sondern: was kann ich tun? Was hilft mir, meinen Beruf gerne auszuüben? Was werde ich künftig anders machen?

Immer wieder werde ich mit diesen Fragen an meine eigene Ohnmacht gelangen, und die Mithilfe, das „Mitgehen" anderer brauchen, die mich begleiten; andere brauchen, die mich zur Grenzüberschreitung meiner vermeintlichen Kräfte ermutigen; Begleiter brauchen, die mir helfen, mich in meiner Grenzsituation, in meiner Extremsituation selbst anzunehmen. Morgen bin ich es dann, der zu einem Kranken in einer Grenzsituation gerufen wird, und dem ich dann durch mein Aushalten seiner Trauer oder seines Schmerzes dazu verhelfen werde, sich selbst anzunehmen. Dem ich in seiner Extremsituation vielleicht zu der für ihn entscheidenden Sinnerfahrung verhelfen kann.

Annäherung an ein systemisches Modell, an ein ökologisch miteinander vernetzt sein

Meine Vision und mein Ziel ist eine Krankenhauswelt mit einem weit gefaßten Verständnis von Betreuung: eine Welt, in der die einzelnen helfenden Berufe einander nicht ausgrenzen, sondern in der gemeinsamen Beratung zwischen Patienten, Angehörigen der Gesundheitsberufe und den Angehörigen tatsächlich stattfinden kann. In der Gespräche stattfinden, um die hilfreichste Art der Betreuung herauszufinden. Integration wird sich einstellen, wenn den einzelnen Berufspraktikern, den Ärzten, Pfarrern, Schwestern, Sozialarbeitern und Psychologen schon während ihrer Ausbildung Gelegenheit geboten wird, einander kennenzulernen, voneinander zu lernen, einander zu vertrauen. Je mehr der Einzelne Vertrauen in sich selbst, in seine eigene Ganzwerdung entwickelt, je mehr die Ausbildung aller Berufszweige nicht nur die sachlich – berufliche Ebene, sondern auch die Ebene der Gefühle gegenüber dem Leben und dem Tod und die spirituelle Ebene miteinschließt, desto mehr können Visionen Wirklichkeit werden. Wir Menschen sind aufeinander bezogen, wir brauchen einander und wir brauchen die Schattenseiten des Lebens, um das Licht zu erkennen.

Vielleicht verursacht eine Gesellschaft, die Extremsituationen nicht leichtfertig ausgrenzt auch weniger leichtfertig extreme Situationen.

Über meinen Sohn

(Referat in Bad Ischl am 21. November 1992)

H. Deibner

Im ersten Buch Mose, Kap. 22, Vers 1–19, wird Abraham von Gott versucht, ihm seinen Sohn Isaak zu opfern. Sie kennen die Geschichte, Sie kennen ihren Ausgang. (Bemerkenswerterweise tritt in dieser Geschichte die Mutter Sarah kaum oder gar nicht in Erscheinung.) Die Geschichte zwischen meinem Sohn und mir endete anders, nämlich konsequent verlaufend bis zu seinem Tode, zu einem endgültigen Bruch, zumindest in diesem Leben.

Wenn man in der Gnade des Glaubens steht, kann man hoffen, daß man mit dem verlorenen Sohne wieder zusammenkommt, allerdings setzt das einen weiteren Tod voraus.

Ich möchte am Anfang ein paar Dinge über die Lebensumstände unseres Sohnes sagen, weil ich glaube, daß sie mitverantwortlich sind für das Zustandekommen seiner Krankheit.

Unser Sohn heißt Armin, er wurde 1970 geboren und ist 1988 gestorben, er ist also nicht einmal 18 Jahre alt geworden. Er war kein Wunschkind. Die Umstände, unter denen er seine ersten, für jeden Menschen sehr entscheidenden Lebensjahre verbringen mußte, waren alles andere als ideal. Meine Frau wurde von meiner Familie abgelehnt, meine Familie bestand allerdings nur aus meiner Mutter und meinem Bruder, meine Mutter war Witwe. Es bestand eine starke Bindung zwischen ihr und mir, d.h., ich war nie ganz frei in meinen persönlichen Entscheidungen.

Nachdem Armin zur Welt gekommen war, hat mir meine Mutter und deren Bruder, also mein Onkel, ein Arzt, der nach dem Tode unseres Vaters die einzige männliche Autorität für meinen Bruder und mich war, haben mir also beide, unabhängig voneinander vorgeschlagen, mich von meinen väterlichen Pflichten gegenüber meinem Sohn ein für allemal durch eine entsprechende finanzielle Leistung, wobei ich sehr wohl mit großzügigster Unterstützung beider, also meiner Mutter und meines Onkels, dem Arzt, rechnen könnte, zu entledigen. Ich möchte aber jetzt nicht für mich in Anspruch nehmen, daß derartiges nur in unserer Familie vorkommt, das gibt es, was hinlänglich bekannt ist, überall.

Um über die Beziehung zwischen Armin und mir etwas zu sagen, so glaube ich, daß sie nicht viel anders war als zwischen den meisten Vätern zu ihren Söhnen. Ich meine, daß Väter genauso stark an ihren Kindern hängen wie Mütter, auch wenn die tradierten Ansichten andere sind. Wir hören und lesen heute immer wieder, wie sehr eine Mutter darunter leidet, wenn ihrem Kind etwas zustößt, über den Vater hört man meistens nichts. Erst am vorigen Wochenende hat der deutsche Bundespräsident, Herr von Weizsäcker, sein tiefes Mitgefühl den bosnischen Müttern ausgesprochen, die im Krieg ihre Söhne verloren haben. Von den Vätern war da keine Rede. Enzo Ferrari, der berühmte Auto-Ferrari, dessen 24 jähriger Sohn auch an Leukämie gestorben ist, hat einmal gesagt: „Es gibt nur eine Liebe eines Mannes, und das ist die Liebe des Vaters zu seinem Sohne!" Man tut den Vätern möglicherweise unrecht.

Die ersten Lebensjahre unseres Sohnes waren also aus organisatorischen und obgenannten Gründen eine für unseren Sohn, meine Frau und mich ungeheure Belastung, die sich möglicherweise, wenn nicht ganz bestimmt, auf seinen psychischen und physischen Werdegang äußerst ungünstig auswirken mußte.

Armin war immer relativ klein, hat wenig gegessen, ich bin aus diesem Grund mit ihm, als er erst drei Jahre alt war, zum Arzt gegangen, allerdings ohne Therapievorschlag. Armin hat stark Nägel gebissen, bis zum Schluß. Ich habe das alles mit großer Besorgnis beobachtet und immer gehofft, es würde schon von selbst und mit der Zeit alles rechtens werden.

Zwei Monate bevor Armin in die Volksschule eingetreten war, haben wir geheiratet, ein Haus gemietet und wie eine ganz normale Familie gelebt. Es gab oft Streit zwischen meiner Frau und mir, Armin hat darunter sehr gelitten.

Er war ein guter Schüler, wollte nach der Volksschule ins bischöfliche Gymnasium in Schwaz eintreten, wurde aber nicht aufgenommen, weil ich evangelisch bin. So besuchte er die Hauptschule. Es hat ihn zwar nicht viel an der Schule interessiert, er war aber ein problemloser Schüler.

Nun zu seiner Krankheit: Knapp nach seinem 13. Geburtstag, im September 1983, wir waren auf Urlaub am Meer, klagte er über Gelenksschmerzen. Einen kurzen Augenblick nur habe ich an Krebs gedacht, weil mir dieser Zusammenhang von irgendwoher bekannt war, habe das aber für Armin nicht in Betracht gezogen. Weitere Anzeichen seiner Krankheit waren eine auffallend starke Unruhe, und er wurde nicht braun trotz dreiwöchiger Sonnenbestrahlung.

Als wir wieder zu Hause waren, wurde er von Tag zu Tag blasser, sehr müde usw. ... Die Diagnose lautete also dann in der Innsbrucker Klinik: Leukämie, allerdings mit der Bemerkung, daß das heute nicht mehr so schrecklich sei wie vor 20 Jahren, etwa 70 % aller krebskranken Kinder würden geheilt werden, bei Leukämie wären besondere Heilungsquoten zu verzeichnen, man müsse also hoffen, daß unser Sohn nicht bei den restlichen 30 % dabei wäre.

Es war eine Katastrophe, seine und meine Lebenskatastrophe, die es für mich bis heute ist und in Zukunft bleiben wird. Dieses Zahlenspiel mit den 70 % hat mich weder beruhigt noch sonderlich aufgeregt. Nach meinen Beobachtungen sind jedoch die mir bekannt gewordenen Leukämiekinder fast alle gestorben, ich kenne eigentlich kein einziges Kind, das 10 Jahre nach dem Ende der Therapie, die damals, also 1983, 2 Jahre gedauert hat, noch am Leben ist. Die Kinder, die ich kennengelernt habe, das sind außer meinem Sohn noch drei, sind alle gestorben, zwei nach einer Knochenmarkstransplatation und einer etwa 10 Jahre nach Auftreten der Krankheit. Ein Arzt der Klinik hat mir einmal, nachdem ich ihn auf die 70 % Erfolgsquote angesprochen hatte, geantwortet, in Innsbruck sei die Überlebensquote bei allen krebskranken Kindern höchstens 40 %. Über genauere Statistiken verfüge ich naturgemäß nicht.

Ich möchte, wenn man mir hier die Gelegenheit gibt, in einer Öffentlichkeit darüber zu reden, auch etwas über die Situation in der Klinik sagen, so, wie ich das subjektiv erlebt und empfunden habe.

Wenn ich jetzt, fast fünf Jahre nach dem Tode meines Sohnes, beim Zusammenstellen dieser Zeilen wieder gezwungen bin, mich genauer und tiefer mit allem auseinanderzusetzen, dann treten auch Geschehnisse im Detail aus der Klinik zutage.

Der Klinikaufenthalt und seine Begleitumstände waren ganz schlicht und einfach furchtbar, schrecklich.

Ich weiß natürlich, daß niemand von den Ärzten und dem Personal darunter für die Krankheit meines Sohnes und deren Ausgang etwas dafür kann, wenn jemanden eine Schuld trifft, so nehme ich sie auf mich.

Trotzdem: Es wäre für mein Dafürhalten viel Unangenehmes nicht notwendig gewesen. Mein Sohn war auf der sg. Privatstation, d.h., er war ein Kind des Professors. Ich weiß nicht, ob das unbedingt von Vorteil gewesen war. Ein Vorteil lag bestimmt darin, daß wir unseren Sohn rund um die Uhr besuchen konnten, daß wir sogar die Nacht bei ihm verbringen durften, was vom 2. bis zum letzten Tag des Klinikaufenthaltes auch geschehen ist. Meine Schwiegermutter und ich wechselten einander ab, meistens war aber ich bei ihm. Meine Frau war bei unserer damals neun Monate alten Tochter zu Hause. Diese intensive familiäre Betreuung war, wie ich glaube, für uns alle sehr wichtig, auch wenn die Oberschwester nach drei Wochen gemeint hatte, Armin könnte nun seine Nächte ohne weiteres allein verbringen, obwohl er gerade in den Nächten als Folge der Chemotherapie erbrechen mußte und Schweißausbrüche gehabt hatte.

Die Ärzte an der Klinik haben da, so habe ich das gesehen, mit den Kindern der Privatstation so ihre Schwierigkeiten gehabt. Während sie auf der allgemeinen Kinderstation ihre Entscheidungen selbst treffen konnten, mußten sie auf der Privatstation über alles zuerst den Professor fragen. Auch bei ihren Auskünften waren sie eher zurückhaltend, obwohl sie mir ganz am Anfang gesagt hatten, daß wir im Laufe des Klinikaufenthaltes und auch später noch sehr viele Gespräche miteinander führen würden. Es waren aber sehr wenige Gespräche, die geführt wurden, und die wenigen sind meistens auf meine Initiative oder besser, mein Drängen hin zustande gekommen. Ich hatte den Eindruck, daß man mir aus dem Wege ging und meine Fragen lieber nicht gestellt bekommen hätte, denn was sollte man auch darauf antworten, einem medizinischen Laien, wenn man zudem ja selbst nicht wußte, wie die Geschichte ausgehen würde und nur hoffen konnte, daß sie gut ausgehen würde.

Wenn aber etwas von seiten der Ärzte zu sagen war, dann war das meistens etwas Unerfreuliches, d.h., ein schlechtes Blutbild, eine Verzögerung der Therapie und somit ein längerer Klinikaufenthalt, dann sind die Ärzte immer zu zweit, manchmal auch zu dritt gekommen, um mir die Hiobsbotschaft zu überbringen. Ich weiß nicht, ob diese Klinikgeschichten von besonderem Interesse sind, ich möchte vor allem niemandem Unrecht tun.

Aber einiges darf ich doch bemerken:

1. Sobald man die Klinik betritt, hat man das Gefühl des Entmündigtseins, man gehört den Ärzten, den Schwestern, nicht mehr den Angehörigen und auch nicht mehr sich selbst. Es wird über einen bestimmt, auch in den kleinsten Belangen.

2. Armin durfte bei einem dreimonatigen Klinikaufenthalt kein einziges Mal die Klinik verlassen, auch dann nicht, wenn es ihm gut ging, er lag das erste Mal von Mitte September bis Mitte Dezember ununter-

brochen im gleichen Zimmer. Therapiert wurde er immer montags und donnerstags, dazwischen ging es ihm gut. Heute ist das anders, soviel ich weiß.

3. Das wichtigste Ereignis des Tages war die tägliche morgendliche Visite, bei der der Herr Professor feierlich erklärte: „Der Armin hat (beispielsweise) 1200 Leuko", dann zuerst den Besuchern, zuletzt dem Armin die Hand schüttelte, daraufhin das Zimmer wieder verließ.

4. Nach den einzelnen Chemotherapien, die immer abends gegen 6 Uhr verabreicht wurden, traten nach etwa zwei bis drei Stunden Übelkeit und Erbrechen ein, das zog sich meistens die halbe Nacht hin, Armin kam also erst gegen zwei oder drei Uhr morgens zur Ruhe und konnte schlafen. Um sieben Uhr, als er gut schlief, mußte ich zur Arbeit fahren, nicht ohne vorher jedesmal die Schwestern gebeten zu haben, ihn schlafen zu lassen, was mir auch immer wieder versprochen wurde. Spätestens fünf Minuten, nachdem ich gegangen war, wurde er geweckt, und es wurde Dienst nach Vorschrift gemacht. Es kam das Frühstück, das Bettenmachen, es kamen die Raumpflegerinnen, bis spätestens neun Uhr, also bis zur Visite, mußte alles seine Ordnung gehabt haben.

Wenn ich dann am frühen Nachmittag einen Arzt anzutreffen hoffte, um irgendeine Auskunft zu bekommen, war das meistens nicht möglich, die Ärzte waren nicht anzutreffen, nicht erreichbar, die Schwestern durften keine Auskünfte erteilen.

Nicht viel besser war es während der ambulanten Behandlungen. Es wurde ein Blutbild gemacht, dann fuhren wir nach Hause, und ich mußte etwa drei Stunden später in der Klinik um den Blutbildbefund anrufen. Man kann sich vielleicht vorstellen, welche Ängste da jedes Mal mit im Spiel waren, ob ein Rezidiv oder nicht, es war vergleichsweise so, wie wenn ein zum Tode Verurteilter in der Todeszelle sitzt und auf den Bescheid wartet, ob die Exekution noch einmal für ein oder zwei Wochen aufgeschoben werden würde.

Ich rief also drei Stunden nach der Blutabnahme an, zuerst die Zentrale, dann wurde der Arzt gefunden, das war schon ein großes Glück, dann hatte er aber meistens noch keinen Befund, dann sagte er, er würde zehn Minuten später zurückrufen, das geschah aber kein einziges Mal, dann habe ich nach etwa nach einer Stunde wieder angerufen usw.

Ich weiß, die Ärzte sind überlastet, sehr wahrscheinlich auch psychisch. Trotzdem entstand, bei allem Verständnis für die belastende Arbeit der

Ärzte, der Eindruck, man stünde beim Betreten der Klinik vor einer riesigen, dicken, nicht überwindbaren Barriere. Da kommt der unbedeutende Vater mit seinem nur durch seine schwere Krankheit bedeutenderen Sohn, und beide sind der Krankheit und dem Wohlwollen der Klinikleute aufs äußerste ausgeliefert.

Warten ist angesagt, Geduld haben, ja keine Zweifel an der Therapie anmelden, auch wenn über Fieberschübe, Erbrechen, schwerste Entzündungen aller Schleimhäute, Wadenkrämpfe, Haarausfall alles aufgetreten ist. Dann war da noch eine Blinddarmentzündung, eine Lungenentzündung, die nicht rechtzeitig erkannt wurde, ein comatöser Zustand nach Verabreichung des Zytostatikums Crassnitin, das bei Armin eine Verschlechterung der Glucosetoleranz zur Folge hatte.

Mit Geduld und Größe ertragen, was notwendig und nicht abwendbar ist, zusehen und sich bescheiden, mit Demut und Anerkennung alles hinnehmen, so war das.

Zwei Bemerkungen von zwei Ärzten, die mir sehr zynisch erschienen, aber vielleicht nicht so gemeint waren, werden mir in Erinnerung bleiben: Die erste: Was wollen Sie, vor 20 Jahren wäre Ihr Sohn schon längst gestorben, heute gibt es glücklicherweise diese Chemotherapie, die den berühmten 70 % eine Heilung bringt. Das hieß also, diese Krankheit rechtfertigt jede noch so furchtbare Therapie.

Die zweite Aussage wurde getan, nachdem man bei Armin nach dem ersten Rezidiv eine Knochenmarkstransplantation vornehmen wollte. Es wäre die erste derartige Therapie an der Innsbrucker Kinderklinik gewesen. Man hatte zum damaligen Zeitpunkt, also 1986, außer aus der Literatur noch sehr wenig bis gar keine Erfahrung damit. Der Arzt sagte also zu mir, wenn es seinen Sohn beträfe, würde er das machen lassen. Das war wenige Monate nach dem Unfall in Tschernobyl, wo der damals etwa 37jährige Professor Gale aus den USA an über 30 russischen Strahlenopfern Knochenmarkstransplantationen durchgeführt hatte, die, wie wir heute wissen, nach kürzester Zeit gestorben sind.

Vielleicht bin ich zu empfindlich, vielleicht tue ich allen Unrecht, vielleicht würde ich alles anders sehen, wenn Armin nicht gestorben, wenn er durch diese furchtbare Therapie tatsächlich gesund geworden wäre. Vielleicht!?

Ich möchte eigentlich hier nicht ausbreiten, wie sich mein Leben nach dem Eintritt der Krankheit und nach dem Tode meines Sohnes verändert hat. Das wäre möglicherweise eine Allerweltsgeschichte, die bei den meisten Betroffenen ähnlich verläuft.

Nur soviel: Ich habe mir am Beginn der Krankheit gedacht, ab diesem Zeitpunkt werde ich nie wieder glücklich werden können, wie immer der Verlauf der Krankheit auch ausgehen würde. Die Angst würde in meinem Leben ab nun einen bedeutenden Platz einnehmen.

Nach dem Tode meines Sohnes haben Alkohol und Lexotanil eine ziemliche Zeit eine Rolle gespielt, so lange, bis das Unfaßbare faßbar wurde und ich das auch begriffen habe.

Ich denke sehr viel über den Tod nach, nicht nur über den eigenen, auch über den meiner Mitmenschen, wenn man den Tod in Betracht zieht, bekommen die so wichtig erscheinenden Lebensqualitäten einen eigenen Stellenwert, es erscheint vieles ganz einfach lächerlich. Ich habe und mache keine Pläne für eine Zukunft, ich bin zufrieden, wenn ich am Ende eines Tages feststellen darf, daß nichts Dramatisches passiert ist. Der Tod ist keine so furchtbare Sache wie das langsame Sterben, wenn er jedoch einen jungen Menschen trifft, scheint er eben schrecklicher zu sein. Und es ist natürlich furchtbarer, wenn die Eltern ihr Kind zu Grabe tragen als umgekehrt.

Ich habe mir aus dem Lateinunterricht in der Schule einen Satz gemerkt, obwohl ich ein denkbar schlechter Schüler war, von einem Römer, dessen Namen und Bedeutung ich vergessen habe. Dieser Römer hat, nachdem er gefragt wurde, warum er nicht geweint hätte, als er seinen Sohn begraben hatte, geantwortet: „Scio me mortalem genuisse", was soviel heißt wie: „Ich weiß, daß ich einen Sterblichen gezeugt habe."

Kommentar zum Referat

H. P. Bilek

Ich glaube niemand, der diesen Text gelesen hat (bzw. den Vortrag in Ischl gehört), kann sich dem Grauen entziehen, das dabei aufsteigt. Es war eine Katastrophe „... seine und meine Lebenskatastrophe" schreibt der Vater und man kann diesem Satz kaum mehr etwas hinzufügen; ein Kind, das krank wird, so krank, daß es sterben muß, gehört wahrscheinlich zu den schlimmsten Lebensereignissen, die es gibt. Der vorliegende Bericht gibt einen ungeschminkten Einblick in die einzelnen Stationen des Geschehens, das Schicksal der Eltern, die Krankheitsentwicklung bezogen auf das Umfeld, das Krankenhaus. Wir werden Zeugen eines verzweifelten Kampfes aller Beteiligten gegen das Unvermeidliche und sehen, daß in diesem Kampf viel Gegeneinander besteht, auch angesichts der heraufdämmernden Katastrophe wenig Bereitschaft entsteht, Offenheit und Gemeinsamkeit zu entwickeln. Da ist das Kind selbst, mit seinem frustranen Kampf um einen Platz in dieser Welt, der Vater, der – beladen mit Schuldgefühlen – mit aller Macht eine Wende herbeiführen will, die Ärzte, die ihre Hilflosigkeit in klassischer Weise hinter dem weißen Mantel und der Statistik verbergen. Keiner kann sich diesem tödlichen Drama entziehen, das Unheil aufhalten!

Psychoonkologie enthält den Anspruch, als hilfreiche Ressource in solchen Prozessen zur Verfügung zu stehen, es fällt nicht schwer, die Grenzen zu erkennen, die auch einem solchen Ansatz gesetzt sind. Und trotzdem, auch in der Geschichte von Armin hätte man einige Weichen anders stellen können. Da ist vor allem die Haltung der Ärzte bzw. des gesamtem medizinischen Apparates. Wiedereinmal mehr wird sichtbar, wie die Verzweiflung und Not der Betroffenen durch eine anonyme Therapiehaltung, durch ein Begegnen einer individuellen Angst mit statistischen Zahlen gesteigert wird. Um das Gesagte deutlicher zu machen möchte ich ein aktuelles Beispiel aus meiner eigenen therapeutischen Arbeit einbringen, in dem die gegenüberliegende Situation bestand: eine Patientin mit Schilddrüsenkrebs, dzt. Heilungschancen über Radio-Jod-Ausschaltung an die 100 %, gerät in Panik, die Statistik beruhigt sie keineswegs, die Angst am Krebs zu sterben ist trotzdem da!

Nur eine Frage: „und was befürchten Sie?" und welche Befürchtung steht hinter der Befürchtung, hätte den Fluß der Ereignisse verändern können!

Der vorliegende Bericht bestätigt drei Dinge: (1) die Krebserkrankung ist – trotz aller medizinischen Behandlungserfolge – für alle Beteiligten ein ungeheurer Schlag, (2) der fehlende psychosomatische Ansatz in der Onkologie läßt die Katastrophe eskalieren, (3) die Psychoonkologie hat noch ein großes Aufgabenfeld, hier spürbare Veränderungen zu setzen.

Buchbesprechung

M. Hartmann

Le Shan, L.: Diagnose Krebs. Wendepunkt und Neubeginn. Klett-Cotta, Stuttgart, 1993. DM 38,– (aus dem Amerikanischen übersetzt von Annegrete Lösch; Originalausgabe: Cancer as a Turning Point, E. P. Dutton, New York, 1989).

Vier Jahre nach der Erstveröffentlichung des Buches in den USA erscheint es in (gelungener) deutscher Übersetzung. Bedenkt man, daß die Entstehung eines Buches ca. drei bis vier Jahre braucht, so liegt nun ein Text vor, der circa 1986 vom „Nestor einer ganzheitlichen Krebstherapie" (dt. Umschlagstext) gedacht und geschrieben wurde; eine Verspätung von sieben Jahren also begleitet diese Publikation. Hieraus den (voreiligen) Schluß ziehen zu wollen, das Buch sei nicht mehr aktuell, wäre falsch und fatal zugleich: falsch, weil das von Le Shan Vorgetragene hochaktuell ist. Denn bislang ist es kaum jemand anderem in fast 40 Jahren praktischer und empirischer Arbeit mit an Krebs erkrankten Menschen so eindeutig gelungen, einen in sich konsistenten psychotherapeutischen Ansatz in der Psycho-Onkologie zu begründen, der sich durch Klarheit, Würde und Respekt vor der Person des Erkrankten menschlich nachdrücklich auszeichnet. Fatal, weil das vom Autor bereits in den 80er Jahren Gedachte und Entwickelte damals und heute auch noch dem allgemeinen Denken weit voraus war und ist.

Bereits in seinem Buch „Psychotherapie gegen den Krebs", im Original treffender betitelt mit „You can fight for your life", das inzwischen allein im Deutschen schon vier Auflagen erreichte, wurde jener psychotherapeutische Ansatz begründet, den Le Shan hier konsequent weiterverfolgt. In seinem Verständnis geht es um ein Ringen, sich für die eigene Person in einer Weise einzusetzen, die Lebensfreude wieder möglich macht. Dies wird erreichbar durch die Suche nach Lebensmetaphern und

Lebenssinn: nicht durch Versuche, psychisch auf den Körper Einfluß nehmen zu wollen durch direkte Suggestionen o.Ä., sondern durch Aktivierung auf verschiedenen Ebenen des erfahrbaren Lebens.

Le Shan hat ein wunderbares Buch geschrieben. Es lädt dazu ein, sich dem einfühlsamen Stil einfach zu überlassen, der durch philosophische Zitate, Gedichte, Liedtexte angereichert, eine Unmittelbarkeit des Erlebens beim Leser hervorruft. Dabei gelingt es dem Autor, wissenschaftliche Erkenntnisse mit dieser Unmittelbarkeit zu verknüpfen. Seine Fallbeschreibungen sind individuell, persönlich, und er hat keine Scheu, auch Schwierigkeiten von Therapieverläufen ausführlich darzustellen. Er hat es nicht nötig, sich ausschließlich auf „Erfolgsberichte" seiner Arbeit zu beziehen. Damit vermittelt er ein Gefühl von Freiheit, das reflektiert ist: Er ist ein Wegbegleiter, ein Gärtner – aber kein Techniker. (Sein Buch „The Mechanic and the Gardener" von 1982 zeugte bereits von dieser Grundhaltung; es ist leider noch nicht in Deutsch erschienen.)

Auch wenn es gewagt erscheinen mag, eine Prognose für die jetzige Veröffentlichung abzugeben: dieses Buch wird nachhaltig die weitere Entwicklung in der europäischen Psycho-Onkologie der nächsten Jahre beeinflussen. Warum? Es ist ein eindeutig psychologisches Buch, das keine Anleihen macht bei psycho-physiologischen Spekulationen. Damit fördert es ein ganzheitliches, ökologisches Denken und Handeln, das dringend notwendig ist. Insofern ist der Untertitel „Wendepunkt und Neubeginn" vielleicht nicht nur eine Botschaft an Patienten und interessierte Leser, sondern auch eine Mahnung an Psychotherapeuten in der Psycho-Onkologie, kritisch mit bisherigen Konzepten zu sein und Wendepunkte in den eigenen festgefahrenen oder etablierten Ansätzen zu suchen.

Desweiteren werden insbesondere Patienten von dem Buch profitieren. So ist Le Shan beispielsweise der Zeit weit voraus, wenn er für die Einführung von „Patienten-Fürsprechern" im Krankenhaus votiert; damit formuliert er jene dringend notwendigen Patienten-Initiativen, die angesichts der Ethikdiskussionen in den nächsten Jahren (bei allen chronischen Erkrankungen) das Gesundheitswesen nachhaltig beeinflussen werden.

Schüler von Le Shan werden es begrüßen, daß zum einen die von ihm vor ca. 10 Jahren veröffentlichten Konzepte und Strategien hier weiter ausgebaut werden (so werden manche der früher bereits beschriebenen Fälle an einigen Stellen weiter und ausführlicher dargestellt); zum anderen ist der Stil dieses neuen Buches schlichtweg besser, übersichtlicher, unmittelbarer. Daher werden Psychotherapeuten in der Tradition der Le

Shan'schen Kriseninterventionstherapie in nächster Zeit wohl auch entsprechend viele Anfragen von Patienten zu entsprechenden Therapien bekommen.

Kritische Punkte des Buches beziehen sich nicht auf Aspekte, die dem Autor anzulasten sind, sondern auf die redaktionelle Bearbeitung im Anhang. So ist die europäische und insb. deutschsprachige Literatur nicht aktuell wiedergegeben, wichtige Standardwerke der Psycho-Onkologie im Abschnitt „Zu empfehlende Lektüre für Ärzte, Therapeuten, Psychologen …" aus den vergangenen vier Jahren fehlen leider. Ebenso sind die Angaben zu „Krebshilfeorganisationen" nicht nur unvollständig (was noch entschuldbar wäre), sondern teilweise falsch (so lautet z.B. die richtige Telefonnummer der DAPO: 0251-3287-325). Adressen aus Österreich und der Schweiz fehlen gänzlich.

Die neun Kapitel des Buches enthalten eine Fülle von Informationen und Details, psycho-onkologisches Denken und Handeln in der Arbeit mit an Krebs erkrankten Menschen aller Lokalisationen und Stadien verstehbar und nachvollziehbar werden zu lassen. Das Buch macht Mut, diese Arbeit trotz aller Unwägbarkeiten immer wieder neu beginnen zu lassen. Sowohl die praktisch Tätigen professionellen Helfer wie auch Patienten und Angehörige werden Lawrence Le Shan für diese Veröffentlichung Dank schulden und Respekt zollen. Und seiner Tochter Wendy, die ihn fünfzehnjährig mit der Aussage konfrontierte, es sei unmoralisch, wenn er seine Hilfe für Krebsleidende nicht fortsetzte, nachdem er Erfolge erzielt hatte. Dies war vor ca. 25 Jahren, und Le Shan schreibt (S. 5), daß er auf niemanden in seinem Leben jemals so stolz war, wie auf Wendy: „… denn sie hat für meine Arbeit einen hohen Preis gezahlt". Mit dieser sehr persönlichen Mitteilung läßt uns Le Shan teilhaben an seiner Entwicklung, in der Arbeit und Privates eng verbunden sind. Thank you, Larry.

Vorträge von den Jahrestagungen
der Österreichischen Gesellschaft für
Psychoonkologie in Bad Ischl

Die Rolle psychosozialer Beratung in der Behandlung von Krebskranken

C. O. Simonton

Ich habe das Vergnügen gehabt, gestern mit Dr. Bahnson von Garmisch herunterzufahren und das hat uns viele Stunden Zeit gegeben, über die für uns beide wichtigen Dinge, zu sprechen. Dr. Bahnson kennt das Innere der Krankheit und er hat vielen Menschen inklusive mir geholfen, Krankheit von einer ganz anderen Seite zu betrachten. Ich möchte Herrn Dr. Bilek und der Österreichischen Gesellschaft für Psychoonkologie danken, daß sie mich eingeladen haben und für die Möglichkeit über ein Herzensanliegen von mir, über Beratung und Betreuung in der Krebsbehandlung, zu sprechen. Zunächst einmal ein wenig zu meinem Hintergrund: Ich bin als Radioonkologe ausgebildet, und zunächst einmal habe ich mich mit klinischer Krebsforschung beschäftigt. Damals war ich noch nicht sehr am menschlichen Aspekt dieser Krankheit interessiert. Ich war vielleicht im ganzen ein nicht sehr menschliches Wesen. Aber als ich dann begonnen habe, meine eigenen Untersuchungen zu machen, bin ich an der Universität von Oregon auf das Problem der Kooperation der Patienten mit der Forschung gestoßen. Daraus habe ich dann geschlossen, daß ein Teil der Kooperation von der Einstellung der Patienten abhängt. So habe ich versucht herauszufinden, wie man die Einstellung der Patienten beeinflussen kann. Und das hat mich schlußendlich weg von der klinischen Onkologie gebracht. Denn die Onkologie hat sich nicht mit der Einstellung der Patienten beschäftigt. Und genausowenig haben sich Psychologie und Psychiatrie speziell damit beschäftigt. Aber zu dem Zeitpunkt war ich noch nicht auf die Pionierarbeit von Dr. Bahnson und den zwei anderen Pionieren auf diesem Gebiet gestoßen. Und das ist wohl eines der großen Probleme in der Medizin heute. Zwischen 1966 und 1969 habe ich meine Ausbildung gemacht, als zwei wichtige Symposien von Dr. Bahnson und anderen organisiert worden waren, und beide waren internationale Konferenzen zu den psychosozialen Aspekten von Krebs. Und obwohl ich meine Ausbildung an einer der größten Krebsinstitute der Welt absolvierte, war ich niemals auf diese Aspekte aufmerksam gemacht worden. So stolperte ich im Finsteren herum und war ganz auf mich gestellt. Und das ist nicht gut. Nicht jeder von uns muß das Rad wieder neu erfinden, wenn es schon so klar und deutlich von anderen wunderbaren Menschen vorgezeigt wurde. Auf meinem Weg, die Einstellung anderer Menschen zu ändern, wurde ich selbst ein menschliches Wesen. Das war natürlich ein schmerzvoller Prozeß. Denn wenn wir uns von unserer Natur und unserem Wesen abschneiden, dann ist das so, als hätten wir einen lange eingeschlafenen Arm, der wieder zu kribbeln beginnt. Nach zwei Jahren Forschung, wie man die Einstellung der Patienten beeinflussen kann, hatte ich genügend Material um meine eigene Arbeit auf die Beine zu stellen. Das einzig wirkliche Werkstück, das ich hatte, war das Vorstellungsvermögen der Menschen. Das wurde von den Motivationspsychologen entwickelt. So begann ich, die Menschen sich vorstellen zu lassen, daß sie gesunden, mit dem Ziel, daß sie diese Phantasie konkret einsetzen können, um eine Verbesserung zu erzielen. Ganz ohne die viele Literatur, die darüber existiert, habe ich auch persönlich herausgefunden, wie wichtig der Geist ist, um die Gesundheit zu beeinflussen. Denn wenn es uns gelingt, unsere Einstellung von der Hoffnungslosigkeit zur Hoffnung hinzuwenden, dann verändert sich die chemische Struktur in unserem Körper. Wenn sich unsere Einstellungen in einer positiven Art entwickeln, so verändert sich auch unsere körperliche Konstitution. Wenn wir unsere Einstellung in eine negative Richtung entwickeln, dann entsteht eine Tendenz in Richtung Zerstörung und Tod im Körper. Das ist Ende der 60er Jahre für mich sehr deutlich geworden. Für mich war das so, daß ich damals keine Unterstützung gefunden habe, und trotzdem bin ich darauf gekommen. Der erste Patient, den ich so behandelt habe, ist gesundet. Er hatte eine ganz schlechte Prognose, man gab ihm keine lange Lebenszeit mehr und er ist sehr schnell gesund geworden, hat keine Nebenwirkungen der Behandlung gezeigt und man hat ihm vorausgesagt, daß er große Nebenwirkungen haben würde. Als das passiert ist, da wollte der Chef meiner Abteilung überhaupt nichts davon wissen, was ich da tat. Diese Blindheit demgegenüber, was tatsächlich passiert, ist heute noch die Krankheit der Medizin. Wir können es uns aber einfach nicht mehr leisten, so weiterzumachen. Viele von uns tun jedoch einfach noch so weiter, als würde es das alles nicht geben, was es um sie herum gibt und machen sich vor, es müßte doch irgendwie anders gehen. Die Betreuung ist für mich der wichtigste Teil in der Krebsbehandlung. Wir beten die Magie der Körperbehandlung an, als Kultur, vor allem als Beruf. Die Betreuung hat es aber schon vor der klinischen Onkologie gegeben. Die Betreuung geht bis an die Wurzeln der Medizin zurück, sie ist die Essenz der Kunst der Medizin. Es ist der Teil der Medizin, der zugeschüttet wurde. So hat die Medizin viel von ihrer Seele verloren. Deshalb ist es mir eine besondere Freude, über das Thema Betreuung in der Krebsbehandlung zu sprechen. Weil es viel wichtiger als die medikamentöse Betreuung ist. Wir wissen, daß die Heilung vom Inneren des Menschen herkommt. Aber in unserem Beruf haben wir das Verständnis dafür verloren. Wir hängen von den Drogen ab, und die Medikamente heilen nicht, die Bestrahlungstherapie heilt nicht. Sie unterstützen bzw. helfen beim Heilungsprozeß. Doch der Heilungsprozeß entwächst dem individuellen Heilungspotential eines jeden. Bei der beratenden Betreuung von Krebspatienten stimulieren wir dabei diesen individuellen Heilungsprozeß. Wenn die Beratung unwirksam durchgeführt wird, dann zerstören wir diesen eigenen Heilungsprozeß, dieses Potential. Genau dieses Heilungspotential wird dadurch zerstört, sie haben keine Hoffnung zur Heilung. Hoffnung ist das wichtigste Konzept in diesem Heilungsprozeß. Hoffnung bedeutet nicht, daß der Patient gesund wird, sondern daß er gesund werden kann. Es ist wichtig für uns, mit Hoffnung zu leben und mit Hoffnung zu sterben. Die Tatsache, daß ich gesund werden kann, bedeutet nicht, daß ich gesund werde. Es wird sehr notwendig sein, in die Medizin Sorge und Liebe zurückzubringen. Ich werde nicht allzuviel über dieses Thema sprechen, doch es ist sehr notwendig und es ist erschreckend, wieviel Fürsorge und liebevolle Betreuung dem Spital und der medizinischen Betreuung abhanden kamen. Es ist ganz wichtig, auch in der Forschungstätigkeit viel mehr Gewicht darauf zu legen, daß es eben noch diesen psychologischen Aspekt gibt, den der Betreuung. Es genügt nicht, einfach an dem weiterzuforschen, an den Aspekten, die wir schon kennen. Forschung ist dazu da, um zu sehen, welche Richtung die beste ist. Aber um die Wichtigkeit der Beratung in der Krebsbehandlung festzustellen, brauchen wir nicht noch mehr zu forschen. Wir haben genug Experten auf der Welt, die diese Aufgabe der Beratung übernehmen können. Wir haben auch solche Leute in unserer Organisation hier. Wie ich verstanden habe, ist das Thema diesmal Familie und Krebs und im speziellen wird das Vaterthema hervorgehoben und deshalb möchte ich aus einer persönlichen familiären Erfahrung sprechen: über die Krankheit meines Vaters. Mein Vater war Prediger. Er hatte ein sehr konservatives religiöses Denken. Diese Einstellung und Haltung zuhause hat mich sehr von mir selbst entfernt und abgeschnitten. Die Beziehung zu meinem Vater war jedoch immer eine sehr nahe. Doch was ich mit ihm zu besprechen vermeiden mußte, waren Politik und Religion. Er wollte, daß ich Arzt werde. Er wollte deswegen, daß ich Arzt werde, da ich im Alter von 6 Monaten fast gestorben wäre und er war der Medizin sehr dankbar, daß ich noch am Leben war. Als ich begann, mich mit dem Geist in der Medizin zu beschäftigen, hat ihm das sehr mißfallen. Er bezeichnete das als Heidentum oder meinte, ich hätte irgendwelche Drogen genommen, daß ich zu so einer Einstellung kam. Es dauerte viele Jahre, bis er verstanden hat, was ich mit meiner Arbeit meinte und er begann sie schließlich zu schätzen und zu lieben. Er war von zwei medizinischen Krankheiten befallen, die als unheilbar galten. Er litt an einem sehr fortgeschrittenen Zustand einer Herzattacke und ich konnte ihm helfen gesund zu werden. Diese Herzattacke war aufgrund der zwei vorhergegangenen Krankheiten so besorgniserregend. Ich bezeichne die Herzattacke jedoch als leicht, weil sie im Verhältnis zu den beiden vorhergehenden Krankheiten eine Kleinigkeit war. Die erste war Leberzirrhose in ihrer letzten Phase. Im Alter von 56 Jahren ist er davon ganz geheilt worden. Mit 59 hat er eine Enzephalitis bekommen und ist 9 Tage im Koma gelegen. Es wurde ihm überhaupt keine Chance zugesprochen, das zu überleben. Und wieder ist das völlig ausgeheilt und es hat zwei Jahre gebraucht um den neurologischen Nacheffekt in Balance zu bringen. Also mit 67 war das dann eine Kleinigkeit, als er einen Herzinfarkt hatte. Er ist sehr schnell gesund geworden. Ein Jahr später hat er sich für einen Rodeo-Wettbewerb qualifiziert. Das war eine ganz wunderbare Erfahrung für mich, meinen Vater immer wieder gesundwerden zu sehen, wo er doch sterben hätte sollen. Aber 1981 habe ich dann gesehen, daß er langsam sterben wird. Er hatte einen Enkel, meinen Neffen, der mit 13 Jahren Selbstmord begangen hat. Er hat sich dafür schuldig gefühlt. Es war dies das Symptom eines sehr tiefen Problems, das er hatte. Ich wußte zwar davon, es wurde mir aber erst in der letzten Lebensphase meines Vaters in der ganzen Tragweite deutlich. Für mich war er ein wunderbarer Vater, aber er war kein besonders guter Großvater. Er versuchte immer wieder, die Vaterrolle als Großvater zu übernehmen. Das ist mir wohl aufgefallen, aber mehr unbewußt und ich habe versucht, meine Kinder von ihm fernzuhalten, mit Ausnahme von ganz kurzen Besuchen. Aber als im Leben der Enkelkinder Probleme auftauchten, begann er selbst große Probleme zu haben. Die größte Beleidigung, die ihm wiederfuhr, war dieser Selbstmord des Enkels. Als ich zu diesem Begräbnis ging, habe ich gesehen, daß mein Vater diese Rolle nicht mehr erfüllte, denn er war der Pastor. Deshalb mußte er sich unter Kontrolle halten, er hielt sich im Hintergrund und hat mich nach vorne gedrängt, ich bin der Jüngste in der Familie. Das einzige, was man mir zur Verantwortung gegeben hat, war das Klo in Ordnung zu halten. 18 Monate später war er tot, im August 82 war er tot und das Begräbnis meines Neffen hat im Februar 81 stattgefunden. Trotz all der Dinge, die ich gewußt habe, trotz all der Dinge, die er getan hat, war das eine sehr wichtige Zeit in meinem Leben und für unsere ganze Familie. Denn ich habe gesehen, wie er sich auf den Tod zubewegt hat und das hat auch unsere gesamte Familie mitbekommen. So habe ich in meinem Terminplan regelmäßigen Zusammenkünften Priorität eingeräumt. Ich begann jeden Monat ein Wochenende mit ihm zu verbringen. Beim ersten Besuch, am ersten Wochenende hat er ganz deutlich zu verstehen gegeben, daß er diesesmal nicht wollte, daß ich mich in sein Leben einmische. Ich habe keine Ahnung, wie es ihm gelungen ist, das zu mir herüberzubringen, aber er hat das einwandfrei fertiggebracht. So habe ich die Zeit, die ich in meinem Kalender freigehalten habe, dafür genützt, all das herauszufinden, was ich noch von ihm erfahren wollte. Er hat Pankreaskrebs entwickelt, einen Monat bevor er gestorben ist. Ganz genau 27 Tage vorher. Wir hatten innerhalb der Familie gesagt, es ist eigentlich ganz gleich, woran er stirbt, wir sehen einfach, er bewegt sich auf den Tod zu. Als er dann im Sterben lag, hat er mich angerufen, daß ich ihm helfen sollte, wieder gesund zu werden. Es machte so überhaupt keinen Sinn für mich, weil in den letzten eineinhalb Jahren davor hatte er keine Hilfe von mir gewollt. Und erst später ist mir bewußt geworden, daß die Hilfe, die er wollte die Sterbehilfe war. So haben wir uns als Familie zusammengefunden, und einen Plan ausgearbeitet, wie wir ihn unterstützen könnten. Meine älteste Schwester hatte die Aufgabe, ein Tagebuch zu führen. Er selbst hatte die Aufgabe viermal in der Woche, sich selber anzuziehen. Zu dem Zeitpunkt, als wir diese Zielsetzungen ausarbeiteten, war er bereits in der Lage sich jeden Tag anzuziehen. So war die Zielsetzung effektiv kleiner, als was er konnte. Dann aber hatte er sich drei Tage lang kein einziges Mal angezogen. Also trafen wir uns nocheinmal. Es wurde uns deutlich, daß er absolut nicht willig war, die winzigste Sache zu tun, damit es ihm besser gehen würde. Das hat uns wieder geholfen, uns bewußt zu machen, wie unsere Einstellung ihm gegenüber aussehen sollte. Die Einstellung, auf die wir uns schließlich einigten, war, daß wir alle wollten, daß er lebt, daß wir aber auch annehmen würden, daß es o.k. für uns wäre, wenn er stirbt, außer natürlich für meine Mutter. Sie sagte, es ist mir lieber, er lebt und leidet, als er ist tot. Das haben wir auch verstanden. Wir wußten, daß das eine gewisse Schwierigkeit in seinem Sterbeprozeß bedeuten würde. Er sagte, ich werfe das Handtuch, ich kann nicht gesund werden. An dem Tag hatten wir ein ganz wichtiges Gespräch. Es war für mich interessant, herauszufinden, daß meine Familie der Überzeugung war, ich würde seinen Tod nicht annehmen können. Es ist mir nicht klar, warum, aber ich denke, der Grund, daß sie das geglaubt haben, wird vielleicht gewesen sein, daß ich mich so sehr um seine Heilung bemüht habe. Aber ich wußte, ich war genauso willens, ihn beim Sterben zu unterstützen, wie früher bei der Heilung. So sagte er zu mir: „Es ist eigentlich schade, daß wir die Werkzeuge, die bei meiner Heilung so effektiv waren nicht bei meinem Sterben verwenden können." Es hat mich sehr aufgeregt, wie er das gesagt hat, weil er hat mir ja schon signalisiert, daß er in diesem Zustand nicht länger leben wollte und das verstand ich gut. So sagte ich zu ihm: „Aber wir können ja die Werkzeuge verwenden, um dir beim Sterben zu helfen." So begann er sich für das, was ich ihm anbot wieder zu interessieren. Er hat sich nach vor gebeugt, er hat gefragt, wie können wir das machen. Ich hatte jahrelang mit ihm mit Meditationen gearbeitet, ich wußte, wie er dachte, und ich wußte, welche Worte bei ihm wirkten. So sagte ich zu ihm, es würde ihm helfen sich vorzustellen, daß er das Leben losläßt und sich umwendet und zu Gott geht. Und ich sah, als ich das sagte, daß er sich entspannte und entlastet ins Bett zurücklegte. Dann haben wir es fertiggebracht, uns voneinander zu verabschieden, in der bestmöglichsten Form, die mir vorstellbar ist. In den nächsten fünf Tagen bekam ich Telefonanrufe von Familienmitgliedern, die fragten, wann er sterben wird, wie er sterben wird. Ich habe versucht, die anderen zu beruhigen, ähnlich wie ich versucht habe, mich selbst zu beruhigen, denn ich habe diese Antworten nicht gewußt. Aber ich hatte schon so viele Menschen in ihrem Sterben begleitet, daß ich die Hoffnung hatte, er würde auf eine ähnlich gute Weise sterben können, wie viele der Menschen, die ich begleitet hatte. Ich wußte aber, daß das Sterben für manche Menschen auch sehr schwierig sein kann, weil ich das auch erlebt hatte und so hoffte und betete ich, daß er einen leichten Tod haben würde. Aber wie er schlußendlich sterben würde, war nicht vorhersehbar. An seinem Sterbetag bekam ich einen Anruf von meiner ältesten Schwester. Sie rief mich an und sagte: „Ach, du brauchst dich gar nicht zu beeilen hierherzukommen, ich glaube, der alte Trottel wird niemals sterben." Er hat einen Hamburger bestellt und hat über die Hälfte davon gegessen. Da hab ich mir einfach Zeit gelassen, mich herzurichten und gemütlich hinzufahren. Zu diesem Zeitpunkt hatte meine Mutter Brustschmerzen. So hat meine Familie beschlossen, sie zu meinem Bruder zu bringen, der ein Röntgen von ihr machen sollte. Das war das erste Mal in einigen Wochen, wo sie nicht in seiner Reichweite war. In den 30 Minuten, wo er alleine war, ist er gestorben. Er starb in einer Art, daß er immer wieder sein Bewußtsein verlor, und wieder klar wurde und meinen beiden Schwestern etwas sagte und Psalmen betete. Dann sank er in die Arme der Schwester, die die Mutter des Kindes war, das Selbstmord begangen hatte. Meine älteste Schwester sah sie an und sagte, was machen wir jetzt, und ihre Stimme klang ganz aufgeregt. Meine Schwester sagte, danke Gott, daß er so leicht gestorben ist. Er hat uns ein großes Vermächtnis hinterlassen. Seine Krankheit und sein Sterben haben unsere ganze Familie mehr zusammengeschweißt, als wir es jemals zuvor waren. Sein Glauben, sein spiritueller Hintergrund haben ihm persönlich sehr geholfen. Ich war gerade vor einer Woche auf Besuch bei meiner Familie, denn die Schwester, deren Aufgabe es gewesen war, alles was passierte festzuhalten, hatte eine Gehirnblutung. Sie war bereits 2 Tage bewußtlos und sie erwachte ganz klar von dieser Bewußtlosigkeit mit zwei Gedanken, was sie tun müßte um gesund zu werden. Es waren zwei kristallklare Gedanken. Der erste war, sie müßte sich mehr Zeit für sich selbst nehmen, und der zweite war, daß sie sich manchmal in ihrem Leben an erste Stelle rücken müßte.

Diese Art meines Vaters zu sterben hat uns allen geholfen, Krankheit und Tod in einer anderen Weise zu sehen. Obwohl mein Vater sterben wollte, konnte er es niemals zugeben, nicht einmal gegenüber sich selbst. Hätte er es zugegeben, hätte meine Mutter ihn erschlagen.

Ich möchte nun meinen Vortrag beschließen und zusammenfassen, was ich gemeinsam mit Dr. Bahnson über die neuesten Erkenntnisse der Neuroimmunologie gefunden habe. Ich wurde angeregt, psychologische Interventionen für die Krebsbetreuung zu entwickeln. Obwohl ich Befürchtungen hatte, dieses Thema zu entwickeln, war es mir eine Erleichterung zu sehen, wie leicht es war, das in der Gruppe zu erarbeiten. Ich werde ihnen dann in zehn detaillierten Punkten das Thema erläutern und zuerst einmal einen Überblick geben. Der erste Punkt, der wichtigste in der Betreuung von Krebspatienten, ist, sich auf die Lebensqualität des Patienten zu konzentrieren. Und nicht zuallererst auf den Krankheitsverlauf. Obwohl vielleicht viele Patienten es vorziehen, sich auf den Krankheitsverlauf zu konzentrieren, ist der erste Schritt, sich die Qualität des Lebens des Patienten anzuschauen und erst als zweiten Punkt sich den

Krankheitszustand und auch die Qualität des Sterbens anzuschauen. Der erste Focus war, daß die Beratung bei Krebspatienten eine sehr angenehme und sanfte sein soll. Wir müssen auch die Verletzbarkeit des Patienten in der Familie beachten. Die nächste Focusierung, die ganz ganz wichtig ist, ist sich anzuschauen, was ist richtig an dem Patienten und nicht was ist falsch an ihm. Das führt dazu, gemeinsam mit dem Patienten Ziele zu erarbeiten. Und dann sich auf der emotionalen Ebene anzuschauen, wo bestehen Blockierungen, so daß der Patient in diese Richtungen nicht gehen kann. Die Beratung sollte den Patienten unterstützen und sein Heilungspotential stimulieren. Es ist notwendig, daß der Patient seine Realität sieht, es ist also ein Lernprozeß. Als Viertes ist es notwendig, daß der Patient lernt, mit seiner Emotionalität umzugehen. Es gibt viele Ansätze, wie das getan werden kann und es ist wichtig, darauf zu focusieren. Der fünfte Punkt ist, die Vorstellungskraft des Patienten zu erwecken. Und da ist es wichtig, sich anzuschauen, wie der Erkrankte denkt und in welcher Art und Weise er sich etwas vorstellt, phantasiert. Es geht um das Lernen des Erkrankten, seine Phantasie, seine Vorstellungskraft für sich zu verwenden. Der sechste Punkt wäre, sich die Widerstände im Patienten anzuschauen. Dabei geht es darum, dem Patienten zu ermöglichen, mit Schuld, Versagen und Verlust anders umzugehen. In meiner Praxis ist das kein Problem; es wäre aber ein Problem, wenn ich nicht selbst ausreichend imstande wäre, mit Emotionen umzugehen. Die Gegner dieser Art von Behandlung greifen genau dort an, an der Arbeit mit der emotionalen Ebene. Es ist sehr wichtig, hier einen festen Standpunkt zu behalten. Ich habe herausgefunden, daß das Umgehen mit Angst und Hoffnungslosigkeit ein viel größeres Problem ist als mit Schuld und Verlust. Es ist für mich nicht denkbar, daß Psychotherapeuten sich nicht mit dem Thema Schuld befassen. Es ist wichtig, daß wir uns mit diesem schon fast lächerlichen Angriff genau befassen wonach dieses Thema nicht wichtig sei. Der siebente Punkt wäre, zu lehren Entspannung zu finden. Der achte ist die Rolle der Familie, die Unterstützung der Familie und das Zusammenhalten. Es ist unumgänglich, die Familie in den Heilungsprozeß miteinzubeziehen. Ich werde mich jetzt zu diesem Thema nicht ausbreiten, ich habe schon dargestellt, wie meine Familie mit dem Krankheitsprozeß meines Vaters umgegangen ist. Der neunte Punkt ist, dem Patienten verstehen zu helfen: „Was ist der Inhalt, was ist die Bedeutung, daß bei mir Krebs ausgebrochen ist" – den Krankheitssinn. So wie meine Schwester aus der Bewußtlosigkeit erwacht war und wußte, was die Bedeutung ihrer Krankheit war. Ich denke, daß ihre Klarheit daher kam, daß sie sich sehr viele

Jahre damit beschäftigt hatte und meinen Vater betreut hatte. Sie hatte für sich herausgefunden, daß es notwendig sei, mehr Zeit für sich zu nehmen, sich selbst von Zeit zu Zeit Vorrang zu geben. Diese Weisheit kann, mit etwas Unterstützung, bei jedem Erkrankten zum Vorschein kommen. Die Botschaft ist immer eine Botschaft der Liebe. Liebe ist die wichtigste Botschaft, sogar noch wichtiger als die Botschaft der Freude; ich muß mehr Erfüllung in meinem Leben finden, und weniger tun, was mir Schmerz bereitet. Ich glaube, ich bin davon nach 21 Jahren Betreuung solcher Menschen überzeugt, was der Erkrankte in seinem Heilungsprozeß tun sollte, ist gut für ihn selbst und für alle, die ihn umgeben. Es ist oft nicht von allen, die ihn umgeben, unbedingt erwünscht. So wie meine Schwester erkannte, daß sie sich von Zeit zu Zeit an erste Stelle stellen und mehr Zeit für sich aufwenden sollte. Was im weiteren bedeuten würde, daß sie zu mehreren Dingen nein sagen müßte, und auch zu mehreren Leuten nein sagen müßte, was die nicht so gern mögen werden. Dann würde sie sich aber wieder schuldig fühlen, und da beginnt die Arbeit. Um diese Muster in ihrem Leben zu erkennen und den Vorteil daraus zu ziehen, diese Muster zu verändern. Wenn sie das aber schafft, dann wird sie besser als gut sein; sie wird noch gesünder sein, als sie gesund war, bevor sie diese Hirnblutung hatte. Und das ist es, worüber Karl Menninger gesprochen hat, wenn er gesagt hat, sie sind gesünder als gesund. Der letzte Punkt ist, daß Gesundheit ein Prozeß ist, der Körper, Seele und die spirituelle Ebene umfaßt. Die beratende Aufgabe ist also auch, dem Erkrankten zu helfen, seinen spirituellen Weg zu finden. Die Schulmedizin hat absolut vermieden, diesen Weg miteinzuschließen. Auch Psychologie und Psychiatrie haben diesen Aspekt vergessen. Wir können uns das nicht mehr erlauben, denn es ist ein sehr sehr wichtiger Anteil in unserem Leben. Es wird wichtig sein, daß sich auch die schon vorhandenen Experten in der Forschung und in der Weiterentwicklung auch mit Spiritualität beschäftigen. Dank dem von Dr. Bahnson organisierten Kongreß über Psychoneuroimmunologie kam ich zu einem tieferen Verständnis dessen, was die Spiritualität und die Psychologie in der Medizin bedeuten. Es hat mir geholfen, die körperlichen Korrelate des Lebenswillens zu verstehen, die biochemische Kraft, die mein „humanistisches klinisches Handeln" Patienten gegenüber bewirkt.

Was in der Schicksalsgemeinschaft von Familie und Sippe zu Krankheiten führt und zu Selbstmord und Tod und was vielleicht diese Schicksale wendet

B. Hellinger

Zu der engen Schicksalsgemeinschaft, um die es hier geht, gehören die Geschwister, die Eltern und ihre Geschwister, die Großeltern, manchmal noch der eine oder andere der Urgroßeltern, und alle, die für einen von diesen Platz gemacht haben. Zu denen, die Platz gemacht haben, gehören frühere Ehepartner oder eheähnliche Partner von Eltern und Großeltern, und es gehören dazu alle, deren Weggang, oder Unglück, oder Verlust, oder Schuld anderen den Zugang zu dieser Gruppe eröffnet oder ihnen sonst einen Vorteil verschafft hat. Innerhalb dieser Gruppe besteht eine Bindung aller an alle. Sie wirkt am stärksten bei den zuletzt Dazugekommenen gegenüber denen, die schon vor ihnen dazugehört haben, vor allem bei den Kinder gegenüber den Eltern, stark auch zwischen Mann und Frau und zwischen den Geschwistern, weniger stark zwischen Eltern und Kindern und am wenigsten stark zwischen denen, die Platz gemacht haben, und denen, die ihnen folgten. Die Bindung bewirkt, daß die einen die anderen festhalten wollen, damit sie nicht gehen und, wenn sie gingen, daß sie ihnen nachfolgen wollen. Und sie bewirkt, daß die einen den anderen und deren Schicksal ähnlich sein wollen, daß sie sich für der anderen Glück und Gesundheit und Unschuld und Leben verantwortlich fühlen und daß sie bereit sind, ihr eigenes Glück und ihre eigene Gesundheit und Unschuld und ihr eigenes Leben aufs Spiel zu setzen und hinzugeben, damit, wie sie hoffen, durch den Verzicht auf das eigene Glück und auf die eigene Gesundheit und Unschuld und auf das eigene Leben, das Glück von anderen in dieser Schicksalsgemeinschaft und ihre Gesundheit, ihre Unschuld und und ihr Leben gesichert oder gerettet oder, wenn verloren, wiedergewonnen und wiederhergestellt werden.

Ähnlich stark wie die Bindung wirkt in dieser Schicksalsgemeinschaft das Bedürfnis nach Ausgleich zwischen dem Vorteil des einen und dem Nachteil des anderen, zwischen dem Glück des einen und dem Unglück des anderen, der Gesundheit des einen und der Krankheit des anderen und zwischen des einen Unschuld und des anderen Schuld und zwischen des einen Leben und des anderen Tod. Daher will, aus diesem Bedürfnis, wenn der eine unglücklich wurde, auch der andere unglücklich werden, und wenn der eine krank wurde oder schuldig, will auch ein anderer krank werden oder schuldig, und wenn ein Nahestehender starb, will es oft ein ihm nahestehender Lebender auch.

So kommt es also innnerhalb der engen Schicksalsgemeinschaft durch Bindung und Ausgleich zur Angleichung und zur Teilhabe an der anderen Unglück und Krankheit und Schuld und Schicksal und Tod; und es kommt zum Versuch, für der anderen Heil mit dem eigenem Unheil, für der anderen Heilung mit eigener Krankheit, für der anderen Unschuld mit eigener Schuld oder Sühne und für der anderen Leben mit dem eigenen Tod zu bezahlen.

Der Umgang mit Krankheit in der Familie ist daher für den Psychotherapeuten oft ein anderer als für den Arzt. Denn während der Arzt sich bemüht, behandelnd die Krankheit zu heilen, hält der Psychotherapeut sich eher zurück und steht staunend vor Kräften, mit denen sich messen zu wollen, ihm aussichtslos oder anmaßend erscheint. Und so bemüht er sich eher, mit ihnen zu wirken und mehr ihr Verbündeter denn ihr Gegenüber oder ihr Gegner zu sein.

Dazu ein Beispiel. Eine Frau mit multipler Sklerose erlebt während einer Hypnotherapie in einer Gruppe wieder, wie sie als Kind am Bett ihrer gelähmten Mutter kniete und sich vornahm: „Liebe Mama, lieber ich als du." Alle waren bewegt von der Liebe des Kindes. Doch dann platzte eine Teilnehmerin grob in die Szene mit dem Satz: „Ich hätte so gern, daß sie geheilt werden könnte."

Sie konnte die Kraft dieser Liebe, die für die Mutter Krankheit und Schmerzen und Tod zu übernehmen bereit war, nicht selber ertragen. Doch wie dürfte einer es wagen, die Liebe des Kindes zu behandeln wie etwas, das schlimm ist und seiner Hilfe bedürfte. Würde er die Seele des Kindes nicht kränken und seine Leiden eher verschlimmern, anstatt sie zu lindern? Denn das Kind würde seine Liebe nur umso heimlicher hüten und nur umso fester sich klammern an seine Hoffnung und den einmal gefaßten Entschluß, durch seine Liebe und seine Krankheit die Mutter zu retten. Was also darf hier ein Therapeut tun, und vor was muß er sich hüten?

Doch zuerst noch ein ähnliches Beispiel. Eine junge Frau, ebenfalls erkrankt an multipler Sklerose, stellte in einer Gruppe mit Hilfe der Gruppenmitglieder ihre Herkunftsfamilie und das in ihr wirksame Beziehungsgeflecht dar. Es standen da also die Mutter und links von ihr der Vater. Ihnen gegenüber standen die Patientin, als das älteste Kind, links neben ihr der jüngere Bruder, der mit vierzehn Jahren während einer Selbstbefriedigung an Herzversagen verstarb, und links neben ihm noch das jüngste Kind, wieder ein Bruder. Als nun der Therapeut den verstorbenen Bruder zur Tür hinaus schickte – was in einer solchen Aufstellung den Tod symbolisiert – hellte das Gesicht der Tochter sich schlagartig auf, und auch der Mutter ging es wesentlich besser. Dann schickte der Therapeut den jüngsten Bruder hinaus und dann noch den Vater, denn er hatte bemerkt, daß es auch sie hinauszog. In diesem Augenblick richtete sich die Mutter triumphierend auf, und es wurde deutlich, daß sie es war, die sich – aus was für Gründen auch immer – zum Tod verpflichtet fühlte, und wie sehr es sie erleichterte, daß andere willig waren, an ihrer Statt, den ihr bestimmten Tod auf sich zu nehmen. Danach rief der Therapeut die Männer zurück und schickte die Mutter hinaus. Nun fühlten Vater und Kinder sich plötzlich von der Verpflichtung zur Teilhabe am Schicksal der Mutter befreit, und es ging ihnen gut. Der Therapeut aber hatte den Verdacht, daß die multiple Sklerose der Tochter vielleicht auch im Zusammenhang stand mit der Verpflichtung der Mutter zum Tod. Daher rief er die Mutter zurück, stellte sie links neben den Vater und stellte die Tochter neben die Mutter. Er ließ die Tochter der Mutter mit Liebe ins Angesicht sagen: „Liebe Mama, lieber ich als du! Für dich übernehme ich es gerne.“ In diesem Augenblick strahlte sie über das ganze Gesicht, und der Sinn und das Ziel ihrer Krankheit wurden ihr und allen Beteiligten klar.

Die Liebe des Kindes ans Licht zu bringen, das ist oft alles, was ein Therapeut tun kann und darf. Denn was auch immer ein Kind um dieser Liebe willen auf sich genommen hat, es weiß sich im Einklang mit seinem Gewissen und fühlt sich erhaben und gut. Doch wenn, mit Hilfe des Therapeuten, die Liebe des Kindes ans Licht kommen durfte, kommt vielleicht auch ans Licht, daß die Ziele dieser Liebe ein unerfüllbarer Kinderwunsch sind. Denn es ist eine Liebe, die hofft, daß sie durch ihre Opfer eine geliebte Person heilen, sie vor Unheil bewahren, ihre Schuld vielleicht sühnen, sie dem Unglück entreißen und sie, wenn sie tot ist, sogar von den Toten zurückholen kann. Wenn aber mit der kindlichen Liebe auch ihr kindlichen Ziele offenbar sind, wird sich vielleicht das nun erwachsene Kind, wenn auch mit Schmerzen, bewußt, daß es mit seiner Liebe und seinen Opfern, der anderen Krankheit und Schicksal und Tod nicht überwinden, sondern nur machtlos und mutig sich ihnen stellen und ihnen so, wie sie sind, zustimmen kann. Die Ziele der kindlichen Liebe und die Mittel, sie zu erreichen, werden also, wenn sie am Licht sind, enttäuscht, denn sie gehören zu einem magischen Weltbild, das vor des Erwachsenen Wissen nicht mehr besteht. Doch die Liebe, sie bleibt bestehen. Ans Licht gebracht, sucht sie nach Wegen, die auch im Licht sich bewähren. Dann sucht die gleiche Liebe, die krank macht, wenn sie sich mit der Einsicht verbindet, jetzt eine andere, eine wissende Lösung und hebt so das Krankmachende, wenn das noch möglich ist, auf. Hier kann der Therapeut vielleicht Richtungen weisen, doch nur, wenn die Liebe des Kindes, weil gesehen, am Licht bleiben und, weil gewürdigt, sich Neuem und Größerem zuwenden kann.

Wir erkennen hier also als einen möglichen Hintergrund für lebensgefährliche Krankheit und oft auch für Selbstmord und tödlichen Unfall den Entschluß des Kindes gegenüber einer geliebten Person: „Lieber verschwinde ich als du." Bei der Magersucht heißt der Entschluß: „Lieber verschwinde ich als du, mein lieber Papa." Bei der multiplen Sklerose hieß er, in unserem Beispiel: „Lieber verschwinde ich als du, liebe Mama." Eine vergleichbare Dynamik gab es früher bei der Tuberkulose, die deswegen vielleicht doppeldeutig Schwindsucht hieß. Und es gibt sie bei anderer schwerer Krankheit, zum Beispiel bei Krebs.

Wenn nun im Gespräch mit dem Kranken eine solche Dynamik ans Licht kommt, was wäre dann die helfende und vielleicht sogar heilende Lösung? Wie bei jeder guten Beschreibung eines Problems, ist auch hier die Lösung in der Beschreibung enthalten und durch die Beschreibung schon wirksam. Sie beginnt damit, daß der krankmachende Satz ans Licht gebracht wird und vom Patienten mit der ganzen Kraft der Liebe, die ihn bewegt, der geliebten Person ins Antlitz gesagt und zugesagt wird: „Lieber verschwinde ich als du." Dabei ist es wichtig, den Satz so oft wiederholen zu lassen, bis die geliebte Person als Gegenüber erkannt und, trotz aller Liebe, als vom eigenen Ich getrennt, wahrgenommen und anerkannt wird. Sonst bleiben die Symbiose und die Identifizierung aufrechterhalten, und die heilende Differenzierung und Trennung mißlingt. Wo aber das liebende Sagen des Satzes gelingt, zieht er eine Grenze sowohl um die geliebte Person und ihr Schicksal, als auch um das eigene Ich. Und er zwingt, nicht nur die eigene Liebe zu sehen, sondern auch die Liebe der geliebten Person, und vielleicht zu erkennen, daß, was ich an ihrer Statt möchte, sie eher belastet, als daß es ihr hilft. Dann ist es auch Zeit, der geliebten Person noch einen zweiten Satz zu sagen: „Lieber Vater, liebe Mutter, lieber Bruder, liebe Schwester – oder wer immer es ist, auch wenn du gehst, ich bleibe." Oder: „Ich achte deinen Stern und folge meinem." Manchmal, vor allem, wenn der Satz sich auf den Vater oder die Mutter bezieht, fügt der Patient noch hinzu: „Lieber Vater, liebe Mutter, segne mich, auch wenn du gehst und ich noch bleibe."

Ich bringe wieder ein Beispiel. Der Vater einer Frau hat zwei behinderte Brüder: der eine ist taub und der andere psychotisch. Ihn zieht es nun zu seinen Brüdern, um aus Treue zu ihnen und weil er sein Glück neben ihrem Unglück nicht aushalten kann, ihr Schicksal zu teilen. Doch seine Tochter bemerkt die Gefahr und springt in die Bresche. Sie stellt sich stellvertretend für ihn neben die Brüder und sagt dem Vater in ihrem Herzen: „Lieber Papa, lieber verschwinde ich zu deinen Brüdern als du" und „Lieber Papa, lieber teile ich ihr Unglück mit ihnen als du." Sie wurde magersüchtig. Und was wäre die Lösung für sie? Sie müßte die Brüdern des Vaters, wenn auch nur innerlich, bitten: „Segnet bitte meinen Vater, wenn er bei uns bleibt, und segnet mich, wenn ich bei meinem Vater bleibe."

Ein ähnlicher Hintergrund wirkt in einem anderen Satz, in dem die Liebe des Kindes zu einer geliebten Person sich ebenfalls sammelt und ausspricht und der ebenfalls oft zu schwerer Krankheit und zu Unfällen führt und zu Selbstmord und Tod. Er heißt: „Ich folge dir nach." Oder, noch genauer: „Ich folge dir nach in den Tod." Auch dazu ein Beispiel.

Vor Jahren jagte ein Mann immer höheren Geschwindigkeitsrekorden nach, zuerst mit dem Auto auf einem Salzsee und dann auf dem Wasser mit einem Powerboot, bis sich sein Boot überschlug und er dabei umkam. Seine Tochter aber folgte ihm nach, und als sich eines Tages auch ihr Boot überschlug, hatte sie nur einen Gedanken: „Papa, ich komme."

Wenn im Gespräch mit einem Patienten eine solche Dynamik ans Licht kommt, ist auch hier die helfende und vielleicht heilende Lösung, daß der Satz zuerst ans Licht gebracht und vom Patienten mit der ganzen Kraft der Liebe, die ihn bewegt, der geliebten Person ins Gesicht gesagt und zugesagt wird: „Lieber Vater, liebe Mutter, lieber Bruder, liebe Schwester – oder wer immer es ist – ich folge dir nach."

Auch hier ist es wichtig, den Satz so oft wiederholen zu lassen, bis die geliebte Person als Gegenüber gesehen und, trotz aller Liebe, als vom eigenen Ich getrennt, wahrgenommen und anerkannt wird. Auch hier bewirkt der Satz, wenn er am Licht ist, daß der Patient erkennt, daß seine

Liebe die Grenze zwischen ihm und der geliebten toten Person nicht
überwindet, und er vor dieser Grenze Halt machen muß. Und auch hier
zwingt der Satz, ans Licht gebracht, sowohl die eigene Liebe anzuerken-
nen, als auch die Liebe der geliebten Person, und zu begreifen, daß sie ihr
Schicksal leichter erfüllt, wenn niemand sonst, den sie liebt, vor allem
nicht ein eigenes Kind, ihr darin folgt. Dann kann der Patient dem
geliebten Toten auch einen zweiten Satz sagen, den eigentlichen, der ihn
aus der Verpflichtung zur schlimmen Nachfolge entläßt und erlöst: „Lieber Vater, liebe Mutter, lieber Bruder, liebe Schwester – oder wer immer
es ist – du bist tot, ich lebe noch ein bißchen, dann sterbe ich auch." Oder:
„Ich fülle es aus, was mir geschenkt ist, solange es dauert, dann sterbe ich
auch."

Die beiden Sätze: „Lieber ich als du" und „Ich folge dir nach" werden
mit gutem Gewissen und mit der Gewißheit von Unschuld gesagt und
vollbracht. Gleichzeitig entsprechen die beiden Sätze: „Lieber ich als du"
und „Ich folge dir nach" christlicher Botschaft und christlichem Vorbild,
zum Beispiel dem Wort Jesu im Johannesevangelium: „Eine größere Liebe
hat niemand, als wer sein Leben hingibt für seine Freunde" und der
Aufforderung an seine Jünger, ihm auf dem Weg des Kreuzes zu folgen bis
in den Tod. Die christliche Lehre von der Erlösung durch Leiden und
Tod und das Vorbild christlicher Heiliger und Helden, bestätigt den
Glauben und die Hoffnung des Kindes, es könne stellvertretend für andere deren Krankheit und Unglück und Tod übernehmen und sie durch die
eigene Krankheit und das eigene Leiden und den eigenen Tod ihrer
Krankheit und ihrem Leiden und ihrem Tode entreißen und, indem es
ihm Gleiches für Gleiches bezahlt, ihr schlimmes Schicksal gnädig stimmen und wenden. Oder es könne, wenn ihm hier keine Rettung gelingt,
die ihm durch den Tod schon entrissenen Lieben nochmals erreichen,
wenn es, wie sie, das Leben verliert und, wie es glaubt, durch den Tod
wieder findet.

Heilung und Rettung erfordern bei solcher Verstrickung mehr als nur
therapeutisches Tun. Sie erfordern eine Bekehrung, einen, wenn Sie so
wollen, religiösen Vollzug, der den magischen entmachtet und ihm entge-
gengesetzt wirkt. Manchmal kann der Therapeut einen solchen Vollzug
vorbereiten und vielleicht unterstützen. Es kann aber nicht seine Aufgabe
sein, denn wenn er gelingt, wird er erfahren als Gnade. Doch was ein
solcher Vollzug dem einzelnen abverlangt, bringt eine kleine Geschichte
vielleicht auf den Punkt.

Die Liebe

Einem Mann träumte in der Nacht, er habe die Stimme Gottes gehört, die
ihm sagte: „Steh auf, nimm deinen Sohn, deinen einzigen geliebten, führe
ihn auf den Berg, den ich dir zeigen werde, und bringe ihn mir dort zum
Schlachtopfer dar!"

Am Morgen stand der Mann auf, schaute seinen Sohn an, seinen
einzigen geliebten, schaute seine Frau an, die Mutter des Kindes, schaute
seinen Gott an. Er nahm das Kind, führte es auf den Berg, baute einen
Altar, band ihm die Hände, zog das Messer und wollte es schlachten.
Doch dann hörte er noch eine andere Stimme, und er schlachtete, statt
seines Sohnes, ein Schaf.

> Wie schaut der Sohn den Vater an?
> Wie der Vater den Sohn?
> Wie die Frau den Mann?
> Wie der Mann die Frau?
> Wie schauen sie Gott an?
> Und wie schaut Gott – wenn es ihn gibt – sie an?

Noch einem anderen Mann träumte in der Nacht, er habe die Stimme
Gottes gehört, die ihm sagte: „Steh auf, nimm deinen Sohn, deinen
einzigen geliebten, führe ihn auf den Berg, den ich dir zeigen werde, und
bringe ihn mir dort zum Schlachtopfer dar!"

Am Morgen stand der Mann auf, schaute seinen Sohn an, seinen
einzigen geliebten, schaute seine Frau an, die Mutter des Kindes, schaute
seinen Gott an. Er gab zur Antwort, ihm ins Angesicht: „Ich tue das
nicht!"

> Wie schaut der Sohn den Vater an?
> Wie der Vater den Sohn?
> Wie die Frau den Mann?
> Wie der Mann die Frau?
> Wie schauen sie Gott an?
> Und wie schaut Gott – wenn es ihn gibt – sie an?

Eine weitere Dynamik, die zu Krankheiten führt und zu Selbstmord und
Unfall und Tod, ist der Wunsch nach Sühne für Schuld. Manchmal wird
als Schuld angesehen, was vielleicht nur schicksalhaft war, zum Beispiel
eine Fehlgeburt, oder die Krankheit oder die Behinderung oder der frühe
Tod eines Kindes. Dann hilft es dem Kranken, die Toten anzuschauen

mit Liebe, sich der Trauer zu stellen und, was vorbei ist, in Frieden zu lassen. Oder es ist eine schicksalhafte Schuld, etwas, das jemand schicksalhaft zugestoßen ist, das aber anderen einen Schaden und ihm einen Vorteil oder die Rettung oder das Leben gebracht hat, zum Beispiel wenn einem Kind die Mutter bei der Geburt starb. Oder aber es ist eine wirkliche, eine persönlich zu verantwortende Schuld, zum Beispiel wenn jemand ein Kind abgetrieben oder weggegeben oder rücksichtslos sonst jemand etwas Schlimmes abverlangt oder zugefügt hat. Oft soll dann die schicksalhafte oder die persönliche Schuld durch Sühne wieder getilgt werden, indem man für den zugefügten Schaden durch eigenen Schaden bezahlt, die Schuld mit der Sühne verrechnet und sie so wieder ausgleicht.

Die Sühne stillt unser Bedürfnis nach Ausgleich. Doch wenn der Ausgleich durch Krankheit und Unfall oder Selbstmord und Tod gesucht wird, was wird dann wirklich erreicht? Denn dann gibt es statt des einen Geschädigten zwei, und statt des einen Toten noch einen zweiten. Schlimmer noch, für die Opfer der Schuld ist die Sühne ein doppelter Schaden und ein doppeltes Unglück, weil durch ihr Unglück anderes Unglück genährt wird, aus ihrem Schaden noch weiterer Schaden erwächst und ihr Tod auch noch Anderen Tod bringt.

Und noch etwas ist zu bedenken. Die Sühne ist billig. So wie beim magischen Vollzug das Heil für den anderen allein aus dem eigenen Unheil kommt, so daß eigenes Leiden oder Sterben für des anderen Heil oder Rettung oder zum Ausgleich genügt, so auch bei der Sühne. Leiden allein und Sterben allein genügt, ohne daß die Beziehung ins Auge gefaßt, der andere gesehen und, mit ihm im Blick und mit seiner Zustimmung und seinem Segen, etwas getan und geleistet werden muß. Auch die Sühne ist ein magischer Vollzug. Auch hier soll etwas erreicht werden, indem man Gleiches für Gleiches bezahlt. Auch hier werden Handeln durch Leiden und Leben durch Sterben und die Schuld durch die Sühne ersetzt, so daß auch hier, ohne Handeln und Leistung, Leiden und Sterben genügt. Doch wie durch die Sätze: „Lieber ich als du" und „Ich folge dir nach", wenn sie vollzogen sind, Unheil und Leiden und Tod nur noch größer werden und mehr, so auch durch die vollzogene Sühne.

Ein Kind, zum Beispiel, dessen Mutter bei seiner Geburt starb, fühlt sich der Mutter gegenüber schuldig, weil sie mit ihrem Tod für das Leben des Kindes bezahlt hat. Wenn das Kind nun es sich zum Ausgleich schlecht gehen läßt, oder wenn es sich weigert, sein Leben auch um den Preis des Todes der Mutter zu nehmen, oder wenn es, wie es manchmal geschieht, sich zur Sühne das Leben nimmt, dann ist für die Mutter das

Unglück ja doppelt schlimm. Denn dann werden ihre Liebe und ihre Bereitschaft, alles zu geben, vom Kind weder gesehen noch anerkannt, und dann wird, was sie schenkt, von ihm nicht genommen. Doch dann war ihr Tod ja umsonst, ja mehr noch, er hätte statt Leben und Glück, zusätzlich Unglück gebracht, und statt der einen Toten gäbe es zwei.

Wenn wir nun einem solchen Kind helfen wollen, müssen wir aber im Auge behalten, daß dieses Kind neben seinem Wunsch nach Sühne, auch noch den Wunsch hat: „Lieber ich als du" und „Ich folge dir nach," und daß wir daher mit dem unheilvollen Wunsch nach Sühne nur dann heilend umgehen können, wenn uns auch mit den beiden Sätzen: „Lieber ich als du" und „Ich folge dir nach" die heilende Lösung, in dem schon früher besprochenen Sinne, gelingt.

Was nun wäre die Lösung? Das Kind müßte sagen: „Liebe Mama, wenn du schon einen solch hohen Preis für mein Leben bezahlt hast, dann soll es nicht umsonst gewesen sein; ich mache was draus, dir zum Andenken und dir zur Freude." Dann aber muß das Kind handeln, anstatt zu leiden, leisten statt zu versagen und leben statt sterben. Dann ware es ganz anders mit der Mutter verbunden, als wenn es ihr nur nachfolgt in Unheil und Tod, entweder zur Sühne oder mit dem Wunsch „Lieber ich als du" und „Ich folge dir nach." Denn durch die Sühne wäre es nur dumpf mit der Mutter verbunden, nur indem es symbiotisch in ihr untergeht und mit ihr vergeht. Wenn es aber, im Andenken an die Mutter und im Würdigen ihres Todes etwas Lebenförderndes leistet, wenn es sein Leben nimmt und davon auch anderen gibt, dann ist es mit der Mutter ganz anders verbunden: dann sieht es sich liebend ihr gegenüber. Denn wenn es sein Leben so nimmt und erfüllt, trägt es die Mutter im Herzen und hat sie vor Augen. Dann kommen von der Mutter für das Kind, weil es aus Liebe zu ihr, aus seinem Leben etwas Besonderes macht, Segen und Kraft. Im Unterschied zum Ausgleich durch Sühne, der nur ein Ausgleich durch Schlimmes ist und durch Schaden und Tod, wäre dies ein Ausgleich zum Guten. Doch im Unterschied zum Ausgleich durch Sühne, der billig ist und nur schadet und nimmt, ohne daß er dadurch versöhnt, ist der Ausgleich im Guten teuer. Er bringt Segen und bewirkt daher eher, daß sich die Mutter mit ihrem Schicksal und das Kind mit seinem Schicksal versöhnt. Denn das Gute, daß dieses Kind zum Andenken an seine Mutter und ihr zur Ehre vollbringt, geschieht ja nicht ohne sie. Durch ihr Kind hat sie Anteil daran und lebt und wirkt darin weiter.

Durch die Sühne vermeiden wir, uns der Beziehung zu stellen, denn durch die Sühne behandeln wir die Schuld wie eine Sache, bei der man den Schaden durch Schaden ersetzt. Doch was kann solche Sühne bewirken, wenn ich einem Menschen Unrecht getan, ihn ins Unglück gebracht und ihm an Leib und Leben nicht zu ersetzenden Schaden zugefügt habe? Mich durch Sühne entlasten, indem ich mir schade, kann ich doch nur, wenn ich ihn aus dem Auge verliere. Doch wenn ich ihn im Auge behalte, muß ich erkennen, daß ich durch Sühnen aufheben will, was notwendig bleibt.

Das gilt es auch bei der persönlich zu verantwortenden Schuld zu beachten. Oft sucht, zum Beispiel, eine Mutter für eine Abtreibung oder den sonstigen Verlust eines Kindes mit einer tödlichen Krankheit zu sühnen oder damit, daß sie die Beziehung zum Mann und Vater des Kindes aufgibt und auf eine künftige Beziehung verzichtet. Die Sühne für eine persönliche Schuld läuft auch unbewußt ab und entgegen ihrer Rechtfertigung im Bewußtsein und entgegen ihrer Deutung und Leugnung. Manchmal kommt auch bei Müttern zum Bedürfnis nach Sühne der Wunsch hinzu, dem toten Kind nachzufolgen, so als wäre das Kind für die Mutter die Mutter, und sie folge ihm nach wie das Kind seiner Mutter.

Auch bei persönlicher Schuld wäre die Lösung, die Sühne zu ersetzen durch versöhnendes Tun. Dies geschieht dadurch, daß zuerst die Person, der ich Unrecht getan oder Schlimmes abverlangt und zugefügt habe, mir in den Blick kommt, daß also, zum Beispiel ein abgetriebenes oder verleugnetes oder verlassenes Kind angeschaut wird als mir gegenüber und ihm gesagt wird: „Es tut mir leid" und „Ich gebe dir jetzt einen Platz in meinem Herzen" und „Ich mache es gut, so gut ich noch kann" und „Du sollst Anteil haben am Guten, das ich im Gedenken an dich und mit dir vor Augen, vollbringe." Dann wäre die Schuld nicht umsonst, denn das Gute, das die Mutter – oder wer immer es ist – im Gedenken an dieses Kind und mit ihm vor Augen vollbringt, geschieht ja nicht ohne das Kind. Es nimmt daran teil und bleibt mit der Mutter und ihrem Tun noch eine Zeitlang verbunden.

Noch etwas gilt es bei Schuld zu beachten. Sie geht vorbei, und sie muß vorbeigehen dürfen. Nur vor dem Himmel gibt es ewige Schuld. Auf der Erde ist Schuld vergänglich und, wie alles auf ihr, nach einiger Zeit auch vorbei.

Schuld wird in der Familie und Sippe aber auch übernommen. Auch mit Bezug auf die Schuld sagt dann ein Kind oder ein Partner: „Lieber ich als du" und „Ich folge dir nach" und übernimmt, wenn andere sich weigern, die Sühne. Zum Beispiel erzählte eine Mutter, sie habe, als ihre Mutter sie bat, sie möge sie in ihre Familie aufnehmen und pflegen, sich geweigert, sie zu sich zu nehmen und sie, statt dessen, in ein Altersheim gesteckt. In der gleichen Woche wurde eine ihrer Töchter magersüchtig, zog schwarze Kleider an und ging zweimal die Woche in ein Altersheim, um alte Leute zu pflegen. Doch niemand, auch nicht die Tochter, hat damals den Zusammenhang durchschaut.

Leider kann ich jetzt nicht mehr auf die vielfältigen anderen Wege der Verstrickung in fremde Schuld und auf ihre Lösungen eingehen. Doch sie verlaufen ähnlich, wie bisher geschildert. Und was das Verhältnis von Himmel und Erde in diesem Zusammenhang angeht, habe ich zwar nur gelegentlich eine Andeutung gemacht, doch ich erzähle davon zum Schluß noch eine Geschichte.

Himmel und Erde

Jemand wird hineingeboren in seine Familie, seine Heimat und Kultur, und schon als Kind hört er, wer einst ihr Vorbild war, ihr Lehrer und ihr Meister, und er spürt die tiefe Sehnsucht, zu werden und zu sein wie er. Er schließt sich Gleichgesinnten an, übt sich in jahrelanger Zucht und folgt dem großen Vorbild nach, bis er ihm gleichgeworden ist und denkt und spricht und fühlt und will wie er.

Doch eines, meint er, fehle noch. So macht er sich auf einen weiten Weg, um in der fernsten Einsamkeit auch eine letzte Grenze vielleicht zu überschreiten. Er kommt vorbei an alten Gärten, die lang verlassen sind. Doch wilde Rosen blühen noch, und hohe Bäume tragen jährlich Frucht, die aber achtlos auf den Boden fällt, weil keiner da ist, der sie will. Danach beginnt die Wüste.

Schon bald umgibt ihn unbekannte Leere. Ihm ist, als sei hier jede Richtung gleich, und auch die Bilder, die er manchmal vor sich sieht, erkennt er bals als leer. Er wandert, wie es ihn nach vorne treibt, und als er seinen Sinnen längst nicht mehr vertraut, sieht er vor sich die Quelle. Sie sprudelt aus der Erde, und die Erde nimmt sie auch zurück. Dort aber, wo ihr Wasser hinreicht, wird die Wüste wie ein Paradies.

Als er dann um sich schaut, sieht er zwei Fremde kommen. Sie hatten es genau wie er gemacht. Sie waren ihrem Vorbild nachgefolgt, bis sie ihm gleichgeworden waren. Sie hatten sich, wie er, auf einen weiten Weg gemacht, um in der Einsamkeit der Wüste auch eine letzte Grenze vielleicht zu überschreiten, und sie fanden, so wie er, die Quelle. Zusammen beugen sie sich nieder, trinken von dem gleichen Wasser und glauben sich schon fast am Ziel. Dann nennen sie sich ihre Namen: „Ich heiße Gautama, der Buddha." „Ich heiße Jesus, der Christus." „Ich heiße Mohammed, der Prophet."

Dann aber kommt die Nacht, und über ihnen strahlen, wie eh und je, unnahbar fern und still die Sterne. Sie werden alle stumm, und einer von den dreien weiß sich dem großen Vorbild nah, wie nie zuvor. Ihm ist, als könne er, für einen Augenblick, erahnen, wie es ihm ergangen war, als er es wußte: die Ohnmacht, die Vergeblichkeit, die Demut, und wie es ihm ergehen müßte, wüßte er auch um die Schuld.

Am nächsten Morgen kehrt er um, und er entkommt der Wüste. Noch einmal führt sein Weg vorbei an den verlassenen Gärten, bis er vor einem Garten endet, der ihm selbst gehört. Vor seinem Eingang steht ein alter Mann, als hätte er auf ihn gewartet. Er sagt: „Wer von so weit zurückgefunden hat, wie du, der liebt die feuchte Erde. Er weiß, das alles, wenn es wächst, auch stirbt, und, wenn es aufhört, nährt." „Ja," gibt der andere zur Antwort, „ich stimme dem Gesetz der Erde zu." Und er beginnt, sie zu bebauen.

Strukturierte Kommunikation in der Behandlung
krebskranker Familien

W. Büntig

Als erstes möchte ich mich bedanken: bei Herrn Dr. Bilek und der ÖGPO für die Einladung und bei Dr. Linemeyer und Frau Tucek für die Ausrichtung der Tagung und den schönen Abend gestern. Ich bin gerne wieder hierhergekommen. Ich hatte die Tagung, an der ich vor einigen Jahren teilnehmen durfte, in bester Erinnerung, und ich finde die Atmosphäre hier auch dieses Mal wunderbar und für diese Art von Arbeit hervorragend geeignet. Dann möchte ich gerne Herrn Professor Bahne Bahnson danken – für's Vorausgehen. Ich glaube, daß wir in der Psychoonkologie ohne ihn nicht da wären, wo wir sind. Wir sind zwar auch heute noch ganz am Anfang, doch er ist einer der Psychoonkologen der ersten Stunde, auf deren Schultern wir stehen. Schließlich möchte ich Frau Dr. Baider danken. Sie hat uns gestern mit ihrem Vortrag den wissenschaftlichen Rahmen gesteckt, den wir in den nächsten Tagen mit Detail ausfüllen können. Ich war vor allem beeindruckt von der Fülle der Dinge, die ich nicht weiß. Ich habe viele wichtige Anregungen bekommen.

Besonders aufgemerkt habe ich bei dem Zitat der Beobachtung Tolstois, daß die glücklichen Familien alle gleich sind, während die unglücklichen Familien unglücklich sind auf ihre eigene Weise. Das ist wohl wahr. Den gleichen Gedanken hat Wilhelm Reich formuliert, als er sagte, gesunde Menschen seien relativ unauffällig, Neurotiker hingegen seien besonders. Und doch würde ich meinen, daß unglückliche Familien, wie in unserem Fall die Familien der Krebskranken, Gemeinsamkeiten haben. Zwei Gemeinsamkeiten, die ich immer wieder sehe, sind die Neigung der Mitglieder zur Isolation und eine entsprechend eingeschränkte Kommunikation. Die Überwindung der Isolation durch Verbesserung der Kommunikation scheint mir in der psychotherapeutischen Behandlung von Krebskranken von großer Bedeutung.

Psychosomatische Arbeitshypothese

Ich verstehe Krebs als eine psychosomatische Krankheit wie alle anderen – Magengeschwür, Asthma, Heuschnupfen, Herzinfarkt usw. – mit einer der psychoanalytischen Definition entsprechenden Dynamik. Danach wird – vereinfacht dargestellt – ein in früher Kindheit konstellierter innerpsychischer Konflikt zwischen zwei gleich starken Bedürfnissen, von denen zumindest eines unbewußt ist, in einem neurotischen Gleichgewicht kompensiert, allerdings für den Preis einer Fixierung (Einschränkung) in Wahrnehmung, Fühlen, Denken und Handeln. Konfliktspezifische Versuchungs- und Versagenssituationen führen zur Dekompensation und zum Ausbruch der Krankheit.

Le Shan beobachtete bei über 70 % der von ihm psychotherapeutisch behandelten Krebskranken folgende Dynamik. Der Verlust einer nahen Bezugsperson läßt tiefe Beziehungen gefährlich erscheinen. Diese werden in der Folgezeit gemieden und ersetzt durch Geselligkeit. (Fritz Zorn war überall dabei, doch er hatte keinen einzigen Freund.) Irgendwann läßt sich die Person doch auf eine Beziehung ein, deren Verlust die Krebserkrankung auslöst.

Der Verlust einer bedeutenden Bezugsperson und die dabei erlebte Unfähigkeit, einen geliebten Menschen halten zu können, würde demnach den innerpsychischen Konflikt zwischen dem Bedürfnis nach Angenommensein und Bezogenheit einerseits und dem aus Angst vor Objektverlust verdrängten Bedürfnis nach Entwicklung wesensgemäßer Eigenart andererseits konstellieren. Ich glaube allerdings aufgrund eigener Beobachtung, daß dieser innerpsychische Konflikt noch früher konstelliert wird durch das Ausbleiben – oder zumindest die schwache Ausprägung – der Mutter-Kind-Bindung bei der Geburt und/oder einen Mangel an primärer Ich-Du-Begegnung.

Clauss und Kennel haben gezeigt, wie entscheidend die erste Begegnung von Mutter und Kind für die Entwicklung ihrer Beziehung ist – ich glaube, sie ist von zentraler Bedeutung für die Begründung des Urvertrauens – und wie sie häufig verhindert oder geschwächt wird durch die Entbindung in Narkose. Meines Erachtens liegt an der Wurzel des Mangels an Urvertrauen vor allem die Entfremdung oder Lebensferne der Eltern, die selbst nicht voll und ganz anwesend und – verstellt von guten Absichten und „richtigen" Ideen – unfähig sind, den neuen Menschen anzunehmen, wie er ist. Statt das Neugeborene wahrzunehmen in seiner Eigenart und willkommen zu heißen mit einem Leuchten der Augen, das sagt, „da bist Du ja! Wie schön, daß Du da bist", sehen sie es durch die Brille ihrer Vorstellungen – was es „eigentlich" hätte sein sollen, welchem Onkel oder welcher Oma es ähnelt, was einmal daraus werden soll usw.

Dieses Verkennen der Eigenart, die im Wesenskern wurzelt, ist in meiner Erfahrung das den neurotischen Konflikt konstellierende Moment. Viele Menschen leben mit folgender Grundeinstellung: „So, wie ich bin, kannst Du mich nicht lieben. Damit Du mich lieben kannst (mir geben kannst, was ich brauche, um zu überleben – Beachtung, Geborgenheit, Wärme usw.), muß ich lieb sein. Wenn Du mich nur lieb hast, wenn ich so bin wie Du mich brauchst, liebst Du mich nicht, so wie ich bin. So, wie ich bin, ..." *Da capo al fine.*

Die Abwehr dieser Hoffnungslosigkeit durch Leistung für andere ist notwendig für die Erhaltung des neurotischen Gleichgewichts. Um den unbewußt befürchteten Objektverlust abzuwehren, muß die so geprägte Persönlichkeit stets versuchen, in den Augen der anderen alles richtig zu machen, brav zu sein, in Ordnung zu sein usw. Ich nenne diese in unserer Gesellschaft als Altruismus gefeierte Selbstverleugnung *Normopathie.* Sie zeigt sich in angepaßtem Verhalten, Leben nach rational begründbaren Regeln, unterdrückter Emotionalität, Aggressionshemmung, scheinbarer Angstfreiheit oder gar Unerschütterlichkeit usw. (Es kam einmal eine Frau zu mir in Therapie, nicht wegen ihres Mammakarzinoms, sondern wegen der Beobachtung, daß die Panik, die sie nach Eröffnung der Diagnose erfaßt hatte, nach fünf Minuten wieder verschwunden war „als wäre nichts gewesen").

Der mit der Hoffnung auf bedingungsloses Angenommensein geübte „Verrat am Selbst" durch Unterwerfung unter die (meist fantasierten) Bedingungen anderer bewirkt jedoch das Gegenteil: Mehr oder weniger unbewußtes Mißtrauen gegen eine Zuwendung, die nur als Gegenleistung für Dienstbarkeit wahrgenommen werden kann, und Isolation. So entsteht ein Teufelskreis der Hoffnungslosigkeit, den Le Shan mit den Worten beschreibt: „Hoffnungslosigkeit ist der Versuch zu sein, wer Du nicht bist." Die im psychoanalytischen Modell als Auslöser für psychosomatische Erkrankungen geforderte konfliktspezifische Versuchungs- und Versagenssituation ist für mich der Verlust eines sinngebenden Objektes.

Dazu gibt es zahlreiche Untersuchungen. Eine der ersten statistischen Untersuchungen zum Krebs überhaupt stammt aus England aus der Mitte des vorigen Jahrhunderts. Sie zeigt, daß Krebs gehäuft auftritt nach „Bereavement" – dem schmerzlichen Velust durch Tod. In meiner Vorstellung führt der durch Verlust des sinngebenden Objektes intensivierte Streß bei gleichzeitiger Unfähigkeit zum Trauern zur Dekompensation des Immunsystems.

Normale Depression

Ein Teilaspekt der Normopathie ist die normale Depression, die uns befähigt, nicht zu leiden am eigenen Zustand der Selbstentfremdung und am Zustand der Welt; nicht die rechteckige Verödung zu sehen, mit der wir die Schönheit der Natur ersticken; nicht den ohrenbetäubenden Lärm zu hören, in dem wir die Stille ertränken; nicht den zum Himmel stinkenden Moder unseres Zivilisationsmülls zu riechen; und nicht zu verzweifeln an den allabendlichen Katastrophenmeldungen in Rundfunk und Fernsehen, sondern stattdessen „abzuschalten" und überzugehen zu Bildung, Bier und Sex. Hoimar von Dithfurt wunderte sich, „warum die Menschen nicht auf die Straße gehen und schreien". Wir leiden endemisch an der normalen Depression – deswegen schreien wir nicht.

Der in allen retro- und prospektiven Studien am häufigsten mit Krebs korrelierende psychische Faktor ist die emotionale Hemmung. Im Gegensatz zum Gefühl, das die mit Bedeutung versehene Wahrnehmung innerer Bewegung ist, ist die Emotion – im Wortsinn – die Bewegung von innen nach außen. Sie ist – vor allen Worten – die ursprünglichste Form der Mitteilung über die innere Wirklichkeit an die Welt. Unsere im Lauf unserer Entwicklung zunehmende Wortbeherrschung sollte eigentlich der allmählichen Differenzierung der Mitteilung einschließlich des emotionalen Ausdrucks zur Verständigung über die miteinander geteilte Wirklichkeit dienen. Bei vielen von uns ist der emotionale Kanal jedoch verschüttet von nichts-sagenden, die Wirklichkeit verschleiernden Worten.

Vernichtende Kommunikation

Kommunikation dient der Mitteilung von wahrgenommener Wirklichkeit – wir teilen mit, was wirkt und somit für uns wirklich ist. Normale Depression dient der Verschleierung von Wirklichkeit. Ihre Ausdrucksform ist „vernichtende Sprache", die benennt, was nicht ist.

Hier einige Beispiele: Wie geht es Dir? Nicht schlecht. / Wie findest Du ihn? Gar nicht so übel. / Magst Du ihn? – Ich habe nichts gegen ihn. / Hast Du Lust, mit mir ins Kino zu gehen? – Ich hätte nichts dagegen. / Was hast Du vor? – Ich weiß nicht, was ich tun soll. / Tut es weh? – Nicht so schlimm. / Danke! – Nicht der Rede wert. / Wie ist bei Euch in Rom das Wetter? – Es hagelt nicht.

Die Übertreibung macht deutlich, daß diese Form der Nicht-Mitteilung davor schützt, sich auf irgend etwas verbindlich einzulassen. Es wird nicht benannt, was gegenwärtige Wirklichkeit ist, sondern mit der vernichtenden Sprache ausgedrückt entweder was man gerne hätte oder aber was man meistens hat und gottseidank heute mal nicht hat usw. Sie dient – wie alle neurotischen Gewohnheiten – der Verleugnung und Verdrängung von schmerzlicher Vergangenheit und der Vermeidung dessen, was die betroffene Person in der Gegenwart am notwendigsten braucht und wonach sie sich insgeheim am heftigsten sehnt – in diesem Fall Verbindlichkeit in der Zuwendung.

Schlimmer noch: Vernichtende Sprache fixiert auf Gewesenes und macht blind für die Vorstellung und Wahrnehmung befriedigender Möglichkeiten in der Gegenwart. In dem Buch „Unendliche Geschichte" von Michael Ende wird das Königreich „Phantasien" entvölkert, weil seine Bewohner, dem Sog des Nichts folgend, als die Lügen der Menschen auf die Erde fallen.

Wie soll mir jemand geben können, was ich brauche, wenn ich es nicht klar und deutlich sage? Er oder sie muß – wie die Mutter aus dem Schreien des Säuglings – aus meiner Negativsprache erraten, was ich erwarte, erhoffe oder befürchte. In den Beispielen oben scheint die antwortende Person gewohnt zu sein und wieder zu erwarten, daß es schlecht geht; daß andere übel sind; daß sie erst einmal dagegen ist; daß man ihr sagt, was sie tun soll; daß es hagelt usw. Natürlich benutzen wir alle mehr oder weniger solche Abstraktion von der Wirklichkeit. Wir leben ja auch alle mehr oder weniger normal – statt gesund, doch dieses mehr oder weniger macht vielleicht den Unterschied, wie sehr wir zu psychosomatischer Dekompensation neigen.

Nun ist die Möglichkeit der Definition von Wirklichkeit durch das, was nicht ist, eine relativ rezente Erfindung der Evolution. Wir experimentieren dieser Abstraktion erst seit ein paar tausend Jahren – ob zu unserem Schaden oder Nutzen, mag dahingestellt sein. Im Alltagsbewußtsein bewirkt sie jedenfalls die Dissoziation des rationalen Bereichs der Definition von der bildhaften und emotionalen (irrationalen) Welt der Vorstellung. Wenn der Arzt sagt „Sie brauchen keine Angst zu haben!" gehen die Schultern hoch. Denn der Verstand ist zwar beruhigt, doch für das vor-rationale Bewußtsein, das unsere reflexhaften Handlungen steuert, sind „Angst" und „keine Angst" ein und dasselbe. Was sehen Sie, wenn Sie versuchen, eine Zeitlang nicht an weiße Elefanten zu denken? Elefanten – scharenweise. Der Yoga-Meister Swami Muktananda gebot einem Schüler, beim Meditieren auf keinen Fall an Affen zu denken, worauf der natürlich dauernd an den Affen dachte, an den er nicht denken durfte, und sonst nichts. Das war eine gute Methode, um ihn von all seinen gewohnten, gegenwartszerstörenden Gedanken abzulenken.

Weitere sprachliche Möglichkeiten, gemeinsame Gegenwart zu vermeiden, sind die Flucht in die Vergangenheit, in die Zukunft und in den Konjunktiv. Eine Patientin von mir drückte das einmal so aus: „Hätte, wenn und aber bringt nur viel Gelaber." In der nächsten Stunde kam sie lachend mit einem zweiten Reim: „Nirgends, nichts und nimmer macht es nur noch schlimmer."

Wir können nur in der Gegenwart etwas tun, und wir tun in der Gegenwart etwas für unsere Krankheit oder für unsere Gesundheit.

Krebs und Kommunikation

Krebskranken fehlt es oft nicht an Angehörigen oder wohlmeinenden Freunden, die sich um sie kümmern oder gar Sorgen machen. So gut die Fürsorge gemeint ist, oft ist sie für die Betroffenen, die niemandem zur Last fallen wollen und schwer – annehmen können, daß auch einmal jemand für sie da sein kann, eine zusätzliche Belastung. Eine Patientin sagte ihren Freunden, die ihre Sorgen ausdrückten, die sie sich um sie machten, voller Groll: „Laßt mich um Himmelswillen in Ruhe mit Euren Sorgen – schickt mir gute Gedanken."

Die Überwindung der Isolation durch verbesserte Kommunikation scheint mir in der Behandlung von Krebskranken von besonderer Bedeutung. Meist wissen die Betroffenen nicht, wie sich mitteilen, und die besorgten Angehörigen und Freunde nicht, wie zuhören, ohne gleich etwas machen zu müssen oder Ratschläge zu geben, was die Patienten tun sollten. Außer dieser allgemeinen Unfähigkeit zur Kommunikation spielt es sicher eine Rolle, was mitgeteilt wird. Die beiden folgenden Beispiele sollen das anschaulich machen.

Eine Frau mit einem metastasierenden Mammakarzinom kämpft mit aller Hilfe, die sie von Medizin und Psychotherapie bekommen kann, um ihr Leben, so gut sie es versteht. Ihre Chancen stehen sehr, sehr schlecht, weil ihr Bezugssystem sie nicht nur nicht unterstützt, sondern auf ihr Ableben wartet. Der die Erkrankung auslösende Verlust des sinngebenden Objekts war der Zusammenbruch der Hoffnung, der Ehemann würde sie eines Tages doch noch lieben für ihre Aufopferung, in dem Moment, als sie seine jahrelange Untreue nicht länger vor sich selbst geheimhalten konnte. Dieser lebt inzwischen längst mit einer anderen, und die beiden sprechen immer wieder einmal unverhohlen aus, daß sie auf das Sterben der Ehefrau warten, damit sie die Lebensversicherung erben und sich ein Haus bauen können. Ich meine, das ist eine Form von Kommunikation, die die Chancen für das Überleben dieser Frau, die ansonsten niemanden hat, immens verschlechtert, es sei denn, sie bekäme eine solche Wut darüber, daß diese Wut auch alle anderen Abwehrkräfte mobilisierte. Das ist bei dieser Patientin leider nicht gelungen.

Eine andere Frau, ebenfalls mit einem metastasierenden Mammakarzinom, liegt geduldig seit vielen Wochen oder gar Monaten im Krankenhaus und erwartet ihr Ende. Es steht schlecht um sie. Sie bekommt zwar alles, was gut und teuer ist, doch die Bestrahlungen, die Chemotherapie usw. bewirken nicht viel. Da erscheinen, wie schon so oft, der Ehemann und zwei Söhne am Krankenbett, und anstatt wie sonst all das, was sie bewegt, totzuschweigen, sagen sie: „Liebe Frau, liebe Mutter, wir leben jetzt schon lange Zeit allein, ohne Dich. Wir haben inzwischen gelernt, das Haus so aufzuräumen, wie es uns gefällt. Dafür brauchen wir Dich nicht. Wir machen es sicher nicht so gut wie Du, aber uns geht es gut, so wie es dort ist. Wir haben auch gelernt, selbst einzukaufen und für uns zu kochen. Auch dafür brauchen wir Dich nicht. Wir haben gelernt, unsere Wäsche selbst zu waschen, und wir haben gelernt, uns auch sonst zu unterstützen und gut für uns zu sorgen. Auch dafür brauchen wir Dich nicht. Aber ... wir waren, so lange wir beieinander waren, eine wunderbare Band, eine Kapelle, und Du hast die Pauke geschlagen und den Takt angegeben. Wenn Du gehst, dann fallen wir auseinander. Bitte bleibe!" Und dieses ganz direkte „bitte bleibe!" scheint etwas bewirkt zu haben – die medizinische Behandlung fing an zu wirken und die Frau erlebte eine Remission.

Zwischen diesen beiden polaren Beispielen kennen wir das normale Elend des normalen Krebspatienten mit der normalen Nichtkommunikation, die in folgender Standardsituation beispielhaft deutlich wird: Vor der Tür zum Krankenzimmer sagen die Angehörigen, die gerade die Diagnose erfahren haben, zum Arzt: „Wir wissen ja schon lange, daß er Krebs hat, aber bitte sagen Sie es ihm nicht, er könnte das nicht verkraften." Wenn dann die Angehörigen gegangen sind, sagt der Patient zum Arzt: „Wissen Sie, ich weiß ja, was ich habe, aber bitte sagen Sie es nicht meinen Angehörigen, sie könnten es nicht verkraften!" Diese Nichtkom-

munikation isoliert den Patienten und mindert seine Chancen auf Überleben ebenso wie die mehr oder weniger ausdrückliche Erwartung der
Umwelt, die kranke Person werde oder möge bald sterben.

Heilsame Kommunikation

Wenn nun Isolation und vernichtende Kommunikation am Kern des
Krebsproblems sind, dann ist nach dem zuvor Gesagten Wirklichkeit
bejahende Kommunikation ein Mittel der Wahl. Jesus sagte: „Eure Rede
sei: ja, ja, nein, nein; was darüber ist, ist vom Bösen."

Fritz Perls hat mit der Gestalttherapie die Wirksamkeit tiefenpsycho-
logischer Psychotherapie erheblich erhöht, indem er seinen Patienten mit
der Grundregel „Ich und Du – Hier und Jetzt" zu Kontakt und Gegenwart verhalf. Der Patient, der unbeteiligt erzählt: „Mein Vater hat mich
immer furchtbar verhauen", wird eingeladen, das gleiche in der Gegenwart zu sagen: „Ich erinnere mich, wie mein Vater mich schlägt." Im
ersten Fall ist mich das Opfer von Schlägen, im zweiten Fall ist Ich der, der
sich erinnert, also ein Handelnder, kein Opfer. Auf die Aufforderung hin,
sich an den imaginierten oder durch den Therapeuten vertretenen Vater
direkt zu wenden, sagt der Patient vielleicht: „Warum schlägst Du mich?
Du tust mir weh!" Er kann dadurch in Kontakt mit seiner abgewürgten
Emotion und im Ausdruck wieder in Fluß kommen oder den Therapeuten als reales Gegenüber wahrnehmen, der ihn sieht und achtet und mit
einer schmerzlichen Erinnerung konfrontiert, die weh tut – aber nicht
mehr so weh wie mit vier Jahren.

Selbst schwer gestörte Patienten mit Borderline-Dynamik oder
Zwangsgedanken haben in meiner Praxis durch die täglich mehrfach
wiederholte Übung der Wahrnehmung und Benennung von Gegenwart –
„Hier und Jetzt sehe ich, spüre ich, rieche ich, fühle ich, erinnere ich,
denke ich etc." – zur Lösung von Übertragungen, zu mehr gegenwärtiger
Wirklichkeit und zu vertieftem Kontakt zu gegenwärtigen Personen – sich
selbst und anderen – gefunden.

Strukturierte Kommunikation: Die Diaden von Charles Berner

Das Setting für meine Arbeit mit Krebskranken ist eine fünftägige Selbst-
erfahrungsgruppe mit dem Titel „Krankheit als Chance". Die Betroffenen
kommen in diese Gruppe, um Krankheit und Symptom als Weg und
Wegweiser zu bislang vernachlässigten, wesensgemäßen Bedürfnissen se-

hen und nutzen zu lernen. Ich gehe davon aus, daß sie krank geworden sind, weil ihnen etwas fehlt – wie dem Skorbutkranken das Vitamin C – und daß ihre Chancen auf Leben und Überleben steigen, wenn sie spüren, wahrnehmen und annehmen lernen, was ihnen fehlt.

Diese Gruppen haben einen Vorteil und einen Nachteil. Es kommt in der Regel eine einseitige Auslese von hochmotivierten Patienten – das ist ein Vorteil. Der Nachteil ist, daß ich diese Menschen in der Regel nur fünf Tage sehe. Da kann ich nicht lange analysieren und herausfinden, wo die Probleme herkommen usw., sondern ich muß diese Menschen durch alle mögliche Kunst – Schauspielkunst, Clownkunst, Geschichten, indirekte Suggestionen, Hypnose usw. – motivieren, Übungen zu machen, die wirken, wenn sie sie machen, und nicht wirken, wenn sie sie nicht machen.

Teilnehmer erleben in der Gruppe meist einen großen Motivationsschub, die Übung zu machen: denn während am ersten Tag eine große Glocke von Depression über der Gruppe liegt, wundern sich die Teilnehmer am dritten Tag darüber, wie viel gelöster und lebendiger sie aussehen, und vor allem, wie viel sie lachen. In diesen Gruppen wird sehr viel von Herzen gelacht. Es erstaunt diese Menschen, daß sie, wo sie doch vorgestern so elend aussahen und unter der Herrschaft dieser Krankheit waren, sich plötzlich benehmen, als wären sie Menschen, die ein Leben leben und auch eine Krankheit haben.

Wenn ein Mensch eine Krankheit hat und nicht mehr die Krankheit den Menschen, dann hat er einen großen Fortschritt gemacht. Sie wissen sicher, daß C. G. Jung die Komplexe erfunden hat. Jung soll sich eines Tages korrigiert und gesagt haben, er habe einmal behauptet, die Menschen hätten Komplexe; doch das sei leider falsch. Dummerweise ist es so, daß die Komplexe die Menschen haben. Wenn es gut geht, entwickelt sich eine Gruppe dorthin, daß die Patienten wieder ihre Krankheit haben und nicht die Krankheit den Patienten im Griff hat.

Eine der Übungen, die ich in diesen Gruppen regelmäßig anbiete, stammt von Yogeshwar alias Charles Berner, der heute als Yogi in Australien lebt und sich seit Jahrzehnten vor allem um die Verbesserung von Kommunikation durch Übungen in Form von Diaden kümmert. Diaden sind strukturierte Begegnungen, in denen sich Menschen eine bestimmte Zeit lang gegenüber sitzen und sich im Zuhören und Austauschen abwechseln. Die Aufgabe des jeweiligen Hörers ist, es, zu hören und sonst nichts; d.h. alles zu lassen, was sich auf „-ieren" reimt, also zu kapieren, zu interpretieren, zu analysieren und zu therapieren, sondern – wie Sie in

Michael Endes Buch Momo im zweiten Kapitel nachlesen können – einfach nur zuzuhören „mit aller Aufmerksamkeit und mit aller Anteilnahme", um wirklich zu erkennen: was will mir dieser andere Mensch sagen.

In der Diade ist ein strukturierter Ablauf an Fragen vorgegeben. Der Hörer sagt als erstes: „Sag mir was, was Du an mir magst." Das ist natürlich eine große Herausforderung für Menschen in konfliktreichen Beziehungen. Sie wissen in der Regel sehr gut, was sie am anderen alles nicht mögen, sodaß es wie ein Wunder erscheint, daß sie noch beieinander sind, bei alledem, was sie aneinander nicht mögen. Auf die Aufforderung „Sag mir etwas, was Du an mir magst" sagt der Sprecher „Ich mag an Dir Deine blauen Augen" oder „Ich mag an Dir, wie Du mit den Kindern umgehst" oder irgendetwas, was das bekräftigt, was die Beziehung trotz allem angestauten Groll noch trägt. Daraufhin sagt der Hörer „Danke!" Der Hörer braucht nicht übereinzustimmen mit dem, was der andere an ihm mag, und muß doch „Danke!" sagen zum Zeichen, daß bei ihm angekommen ist, was der Sprecher gesagt hat. Ein typische Beispiel: Sie – irgendeinem Image anhängend, wie schwer sie sein soll – zählt sein Jahren Kalorien und hungert sich jedes Gramm weg, und er sagt ihr mitten ins Gesicht: „Ich mag Deinen Körper." Da bricht ein jahrelang gepflegtes Kartenhaus zusammen. Und nun muß sie einfach nur sagen „Danke!" – nicht, weil sie übereinstimmt oder gar gut findet, was er sagt, sondern zum Zeichen, daß sie die Botschaft, die der andere ihr gibt, und die Mühe, die er sich damit gemacht hat, achtet.

Als nächstes sagt der Hörer: „Sag mir etwas, wovon Du glaubst, daß wir darin übereinstimmen." Hier ist als Antwort Übereinstimmung gefragt, nicht Gleichheit. Nun ist es für Krebspatienten sehr schwierig, Übereinstimmung zu benennen und nicht Gleichheit. Diese Patienten neigen sehr dazu, zu harmonisieren und Gemeinsamkeiten zu beschwören aus Angst vor dem Verlust des anderen. Aber hier ist nicht Gemeinsamkeit gefragt, sondern Übereinstimmung in der Ausrichtung auf etwas Drittes. „Wir stimmen ein in unserer Liebe zur Musik von Mozart" beschwört Gleichheit wie „wir stimmen in unserer Schuhgröße überein." „Ich glaube, wir stimmen überein, daß der Herbst mit seinem Nebel auch was Schönes hat", oder „daß X.Y. ein Schurke und ein genialer Politiker war" oder „daß Kindererziehung eine schwere und erfüllende Aufgabe ist" – dies sind Beispiele für Übereinstimmung. Nun sagt der Hörer wieder „Danke", auch wenn er nicht übereinstimmt, vielleicht haßt er ja den Herbst. Wichtig ist, daß der Sprecher an die Übereinstimmung glaubt.

Manchmal weiß der Sprecher, daß gar keine Übereinstimmung besteht und behauptet doch Übereinstimmung. Ein typisches Beispiel: Der Vater hat einen Beruf, den hat er selbst gewählt, er hat gerne studiert dafür, er verdient gutes Geld damit, und vor allem macht er ihm viel Freude. Die Mutter wollte Medizin studieren, doch das ging nicht, weil das Geld nur für den ältesten Bruder gereicht hatte, also soll ihr Sohn studieren. Sie delegiert den Berufswunsch an den Sohn. Der Vater sagt, „was der wird, ist mir egal Hauptsache, sein Beruf macht ihm Freude; und wenn er Schreiner wird, ist es mir auch recht, das geht mich nichts an." Wenn nun die Mutter in der Übung sagt „ich glaube, wir stimmen überein, daß eine akademische Karriere doch das Beste für unseren Hansi wäre" – dann verletzt sie das Vertrauen. Sie kann das nicht glauben, denn sie weiß das besser.

Die ersten beiden Fragen sind vertrauensbildende Maßnahmen – die dritte Frage ist die entscheidende: „Sag mir etwas von Dir selbst, was Du mir jetzt sagen möchtest!" Diese Frage zu beantworten ist sehr, sehr schwer. Viele Menschen, und vor allem die, die zu psychosomatischen Kranheiten leiden, sind nicht autonom, sondern leiden an der sogenannten Anomie; d.h. sie kennen nicht ihr eigenes inneres Gesetz. Ein Teil dieses Syndroms ist die sogenannte Alexithymie, eine unterentwickelte Fühlfunktion. Sie haben wenig Selbstgefühl, wissen nicht, was sie selbst brauchen, definieren sich selbst über andere und richten sich zu sehr nach anderen. Sie sind gerne und immer für andere da und wissen eigentlich gar nicht, was sie von sich selbst sagen sollen, wer sie selbst sind usw. Deshalb muß der Therapeut bei der Frage „sag mir etwas von DIR" meist sehr viel Supervisionsarbeit leisten. „Wenn ich nach Hause komme, liegen immer überall Deine Socken rum und das ärgert mich" oder „ich hasse Dich, daß Du mir immer den Abwasch stehen läßt" – diese Antworten auf die Aufforderung „Sag mir etwas von Dir" sagen mehr über den Hörer als über den Sprecher selbst und sind mehr oder weniger verschleierte Vorwürfe. Hier geht es darum, die Klage in ein Anliegen umzuformulieren, das ist die Arbeit, die bei der geleistet werden muß. Die könnte z.B. so lauten: „Ich bin von morgens 8 bis abends um 7 in dieser Jugendtagesstätte und dauernd dem Chaos ausgesetzt. Wenn ich nach Hause komme, brauche ich einen Fleck für mich, in dem es ordentlich ist. Bitte hilf mir dabei!" Da wäre die Anklage „Du läßt immer überall Deine Socken rumliegen" verwandelt in ein Anliegen „hilf mir dabei, daß ich einen Fleck im Hause habe, wo ich in Ruhe sitzen kann und mich wieder sammeln kann".

Wenn die dritte Aussage gemacht ist, fängt der Hörer wieder von vorne an: „Sag mir etwas, was Du an mir magst" usw.; der Sprecher kann sich also fünf Minuten auf das konzentrieren, was er zu sagen hat, ohne befürchten zu müssen, unterbrochen zu werden. Nach fünf Minuten ertönt ein Gong als Zeichen, daß nun gewechselt wird. Der bisherige Sprecher wird nun zum Hörer und führt die Person gegenüber fünf Minuten auf die beschriebene Weise. So geht es vier Mal hin und her, die Übung dauert also insgesamt 40 Minuten.

In allen Beiträgen dieser Tagung wird deutlich, wie oft entscheidend wichtig für den Kranken die Unterstützung durch die nächsten Bezugspersonen ist. Die Verbesserung der Kommunikation zwischen gleichrangigen Partnern ebenso wie zwischen Eltern und Kindern setzt Kräfte frei, die bisher im stummen Clinch oder im rechthaberischen Stellungskrieg gebunden waren, und macht sie der Neigung des Organismus zur Selbstheilung verfügbar. Es ist ermutigend zu sehen, wie Partner, die voneinander wenig wußten oder sich gar für einander völlig entfremdet glaubten, schon nach einer Sitzung mithilfe der Diaden sich für einander öffnen, sich näher kommen und Mut fassen, sich von Leidensgenossen, die von einander isoliert und doch auf einander angewiesenen sind, zu Lebensgefährten zu entwickeln, die sich selbst kennen und wissen, was sie brauchen und zu geben haben, und die doch auf einander bezogen sind und die Eigenart und den Weg des anderen achten.

Zum Abschluß möchte ich nur noch eines sagen: Frau Baider hat uns gestern daran erinnert, daß wir stolz sein sollen darauf, daß wir diese Arbeit tun. Ich möchte mich und Sie daran erinnern, daß wir froh und dankbar sein können, daß wir diese Arbeit tun dürfen. Ich finde es ein Privileg, mit diesen Menschen in ihrer Verzweiflung zu arbeiten, wie es ein Privileg für einen Gärtner ist, eine Saat zu säen und zu sehen, daß sie manchmal aufgeht.

Hinweise für Autoren des wissenschaftlichen Teils

Manuskripteinsendungen bitte an die Adresse der Österreichischen Gesellschaft für Psychoonkologie, Berggasse 20/25, A-1090 Wien.

Manuskripte sind in 3facher Ausfertigung, 1,5zeilig, maschingeschrieben einzureichen (wenn am IBM-kompatiblen PC erstellt [DOS-Betriebssystem], 3,5"-Diskette und Ausdrucke wie oben mitzusenden).

Die Manuskripte dürfen nicht anderswo publiziert oder zur Publikation eingereicht worden sein. Ein Exemplar verbleibt bei der Redaktion.

Die Manuskripte sollen kurz und präzise abgefaßt und möglichst durch Zwischenüberschriften gegliedert sein. Die Gliederung des gesamten Manuskriptes immer in dieser Reihenfolge: Titel, Autor(en)namen, Kurzfassung, Schlüsselwörter, abstract, keywords, Text, zitierte Literatur (alphabetisch geordnet), eine Korrespondenzadresse mit vollständigem Namen aller Autoren sowie Institutionen bzw. beruflicher Tätigkeit.

Zitierte Literatur in üblicher Form: sämtliche Autorennamen und Vornamen, Jahreszahl, Titel, Zeitschrift, Band, Seiten.

Wörtliche Zitate sind mit Seitenangaben zu belegen.

Abbildungen können nur in Ausnahmefällen veröffentlicht werden.